失眠的调与养

谈因说法—科学调养

黄俊山 编著

海峡出版发行集团 福建科学技术出版社
THE STRAITS PUBLISHING & DISTRIBUTING GROUP   FUJIAN SCIENCE & TECHNOLOGY PUBLISHING HOUSE

图书在版编目（CIP）数据

失眠的调与养 / 黄俊山编著. —福州：福建科学技术出版社，2020.8（2021.5重印）

ISBN 978-7-5335-6146-8

Ⅰ.①失… Ⅱ.①黄… Ⅲ.①失眠－中医治疗法 Ⅳ.①R277.797

中国版本图书馆CIP数据核字（2020）第071247号

书　　名	失眠的调与养
编　　著	黄俊山
出版发行	福建科学技术出版社
社　　址	福州市东水路76号（邮编350001）
网　　址	www.fjstp.com
经　　销	福建新华发行（集团）有限责任公司
印　　刷	福建省金盾彩色印刷有限公司
开　　本	889毫米×1194毫米　1/32
印　　张	5.375
字　　数	220千字
版　　次	2020年8月第1版
印　　次	2021年5月第2次印刷
书　　号	ISBN 978-7-5335-6146-8
定　　价	39.80元

书中如有印装质量问题，可直接向本社调换

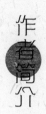

作者简介

　　黄俊山，男，汉族。1958 年 8 月生。医学博士、教授、主任医师、国家二级心理咨询师、博士研究生导师。

　　出身中医世家（第六代），行医至今已有 40 余年，擅长中医治疗复杂疑难病症，尤其在防治失眠方面有独到心得，整理提出了失眠的中医"阴阳寤寐学说"，并在其理论结合实践方面不断丰富和完善，积累了大量有价值的学术理论和应用经验。

　　曾任中华中医药学会神志病分会副主任委员，中国中西医结合学会神经科专业委员会学术部委员、活血化瘀专业委员会副主任委员。现任中国睡眠研究会中医睡眠医学专业委员会常务委员，世界中医药学会联合会睡眠医学专业委员会副会长、女性睡眠学组组长，中华中医药学会科普分会常务委员，中华中医药学会脑病分会委员，福建省中医药学会副会长、科普分会主任委员，福建省中西医结合学会睡眠医学分会副主任委员；福建省医学会科普分会副主任委员，福建省中医药研究院睡眠研究中心主任，福建省中医睡眠医学重点实验室主任，《世界睡眠医学》杂志编辑部常务委员，第六批全国老中医药专家学术经验集成工作指导老师，第二批福建省名中医。

序

　　看到黄俊山教授《失眠的调与养》的书稿，不禁想起唐代诗人白居易"目昏思寝即安眠，足软妨行便坐禅。身作医王心是药，不劳和扁到门前"的诗句（《诗十五首·病中五绝句》）。诗中说的是睡眠与健康、休息与健康的关系，虽然是出于一位非医学家之口，却句句说到点子上了。

　　作为大脑的一种自我保护、作为对机体新陈代谢的必要调整，睡眠是无法避免的行为。在人的生命进程中，约有1／3的时间是在睡眠中悄悄度过的，希望不睡觉就同希望只有白天没有夜晚一样无法实现。没有睡眠，人的大脑细胞就会在疲惫中死亡，肌肉、骨骼就会在强直的状态下断裂，呼吸和心跳就会在无休止的运动中停止，生命也就中止了。有研究说，人不吃饭可以活20天，不喝水可以活7天，不睡眠只能活5天，可见睡眠对人来说是何等重要！

长期睡眠不足，就会表现出智力和记忆力明显下降、精神萎靡、抵抗力差等一系列症状，衰老的速度就大大加快了。睡眠负债，是慢性疾病不断加重的主要原因之一，会使人的衰老程度比正常睡眠的人高出 2.5～3.0 倍。美国著名学者弗里德曼的一项研究报告指出，经常睡不够对人体有 20 个危害：每天只睡 4 小时，心脏受伤；36 小时不睡，口齿不清；连续 2 周每天睡不够 7 小时，感冒风险增 3 倍。其他危害还包括脾气暴躁、情绪低落、消化紊乱、体重增加、视物模糊、反应迟钝、做事出错、容易健忘、性欲低下、癌症高发、死亡风险高等。

　　睡眠如此重要，自然就成为古今中外无数医学家们争相研究的命题，著书立说者也不在少数，黄俊山教授的《失眠的调与养》就是其中的一种。与众不同的是，他一改西医、中医以治疗说为主的传统思路，把"调与养"作为表述中心，写出睡眠与生命节律、睡眠与健康养生等与新的健康观紧密关联的亮点来。这与他独特的人生经历不无关系：作为学者，他长期将睡眠的研究作为课题之一，掌握着丰富的第一手资料；作为医者，他长期与患有睡眠障碍的人打交道，总结出大量的有效治疗经验；作为传播者，他担任着国家中医药管理局的中医药文化科普巡讲专家，长期致力于大众传播，尤着重于对健康睡眠知识的解读。正是这些长期的研究、实践，才凝练出了他对睡眠问题的一系列认识，才总结成本书中对睡眠问题的高屋建瓴的见解。

《失眠的调与养》一书告诉读者，显著的昼夜节律性变化，是人生存过程中的一大特征，白昼清醒劳作、夜晚安静睡眠是人类进化过程中形成的严格生物节律。在这个节律的调控下，人体的呼吸、消化、血液、排泄、内分泌等生理活动都随之发生着相应的规律性变化，有节奏地支配着人体的各种生理活动，这就是人们常说的人体的生物钟效应。需要睡眠时，它就会积极发挥作用，发出机体自我保护的信号，使人困倦，促人入睡。如果在睡意产生之时强撑着不睡，对机体的损伤就开始发生了。唐代著名医家孙思邈提出"亥寝鸣云鼓"（《养生铭》的睡前养生方法，"亥"就是晚上 9～11点。因此，不少专家建议，把睡眠时间安排在晚上 11 点之前较为理想。

《失眠的调与养》一书告诉读者，睡眠的好坏不只取决于睡眠时间的长短，还取决于睡眠的质量状况。不能快速入睡，经常性失眠、多梦、早醒等都对人的睡眠有直接影响。除了保证充足的睡眠时间外，还必须在提高睡眠质量问题上做文章。每个人都应当养成良好的生活习惯，解决好工作、休息、娱乐与睡眠的关系。该睡的时候，就按时上床、安静入睡，使机体经过充分的调整再发挥其潜在的能力。睡眠问题，不仅是个人的问题，还是个社会问题，在现代高楼林立的城市，地磁的减弱、噪声的干扰、玻璃墙的光线刺激、微波的污染等因素，都是造成睡眠质量下降和发生失眠的社会性因素，需要引起全社会的关注。

《失眠的调与养》一书告诉读者，防治失眠的方法很多，无论是中医的、西医的、物理的、化学的、预防的、治疗的、康复的，都有其特定的作用和效果，关键是如何正确地去理解它、运用它。但不管采取什么方法，心理疗法都是要贯穿其中的。有人对住院病人的睡眠进行了观察，发现有80%的失眠患者都存在有不同程度的心理问题。难怪宋代养生学家邵康节提出"大惊不寐，大忧不寐，大伤不寐，大病不寐，大喜不寐，大安能寐。何故不寐？湛于有累；何故能寐？行于无事"的精辟论断（《伊川击壤集·能寐吟》）。南宋理学家蔡元定也有"勿想杂念，早晚以时，先睡心，再睡眼"的相关论述（《睡诀铭》），他们说的都是心态对睡眠的直接影响。

《失眠的调与养》一书告诉读者，在实际生活中，有不少被称为"工作狂"的人妄图用减少睡眠的办法提高工作效率，一些学生也常采用"开夜车"的形式去赶功课，它们可能会在某一短暂的阶段发挥一定的"救急"作用，但从长远看是对身体有害的。"生病起于过用"（《素问·经脉别论》），创造价值，是需要细水长流，把精力正确分配到生命的每个环节中，处处以关爱生命为前提的；只顾及眼前收益，盲目打突击仗，甚至会付出牺牲生命的代价。"卧起有四时之晚，兴居有至和之常制"（孙思邈《千金要方卷二十七·养性序》）一个有价值的人过早失去生命，就必然失去创造更大价值的机会。

……

《失眠的调与养》一书，就是这样围绕睡眠的主题谈因说法、娓娓道来，把科学睡眠的益处、失眠多梦的痛苦、预防调养的措施、治疗康复的招数一一告诉给读者，不失为在学术求真的基础上把复杂的内容简单化、艰涩的内容通俗化、枯燥的内容趣味化的一次成功尝试，充分体现了中国文化"大道至简"的特色。全书笔法行文流畅、比喻形象逼真、语言诙谐幽默，反映出作者聪敏的思维、深厚的积淀、卓越的才华，可谓一本难得的好书！作为同乡、同仁和在中医药文化传播与知识普及上志同道合的朋友，俊山教授约我作序，我乐而为之，不揣浅陋写下了这些话，希望能与他及读者朋友们共勉！

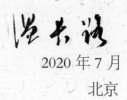

2020 年 7 月

北京

（温长路：国家中医药管理局中医药文化建设与科学普及专家委员会委员，中国科学技术协会首席科学传播专家，中华中医药学会常务理事、学术顾问）

自序

　　睡眠是人体一项重要的生理活动，人的一生有四分之一到三分之一的时间在睡眠中度过。睡眠是保证大脑正常活动所必需的生理活动，就像呼吸、心跳、吃饭、排便一样。因此，占人三分之一时间的睡眠的质量会影响其他三分之二时间的生活品质。一天不睡，精神疲惫；两天未睡，神情恍惚；三五天不睡觉，精神和身体失常，难以正常工作和生活；一个星期不睡，精神上处于崩溃状态……人常说"饱汉不知饿汉饥"，睡觉好的人真是难以理解怎么会有人睡不着觉，更不会知道失眠者的痛苦。

　　当今社会发展了，人们的温饱解决了，物质生活丰富了，睡不好觉的人反而越来越多了。随着生活节奏的加快，升学、就业、婚姻、家庭、疾病、衰老等各方面的压力接踵而至。竞争压力、经济问题、意外事件、安全诚信、感情危机、人际关系等，哪一项能让人省心？内外环境、生理、心理的各种变化，最容易影响到睡眠而发生失眠。长期睡眠不足，会使人感到困倦、烦躁、郁闷、紧张不安、注意力不集中、记忆力下降、遇事犹豫不决、纠结沮丧，意外事故和受伤的危险性增加等。失眠也可导致焦虑、抑郁、精神失常、强迫症、神经官能症等神经精神疾病，甚至悲观绝望而发生自杀。失眠对劳动安全及工作能力也有影响，无失眠者完成工作的能力假定为 85%，与疲劳相关事故的发生率为 2%；那么慢性失眠者完成工作的能力约为 69%，与疲劳相关事故的发生率达到 5%。

此外，持续睡眠障碍是非典型抑郁患者的危险因子和先兆，易产生焦虑、酗酒和滥用药物等问题。睡眠障碍也常被视为精神分裂症和其他精神疾病早期临床症状之一。因此，睡眠障碍造成相当一部分人群处于"亚健康"及"不健康"状态。

2001 年国际精神卫生和神经科学基金会主办的全球睡眠和健康计划发起了一项全球性的活动，将每年 3 月 21 日定为"世界睡眠日"，其目的就是唤起人们对睡眠障碍防治的重视。

失眠是睡眠障碍中最常见的一种类型，失眠以频繁而持续的入睡困难和（或）睡眠维持困难并导致睡眠感不满意为主要特征，具有慢性和复发性的特点，且发病率呈逐年上升的趋势。据世界卫生组织调查，全世界范围内约有三分之一的人存在睡眠问题。中国内地成年人有失眠症状者高达57%，这个比例远超欧美等发达国家。

随着社会的发展和竞争的加剧，健康个体不断承受着来自学习、就业、工作、家庭等方面的压力，患睡眠障碍的人群将大幅增加。失眠已严重损害人们的身心健康、影响生活质量和工作效率，成为威胁世界各国公众的一个突出问题。

我国的失眠面临发病率高和就诊率低、治疗率低、治愈率更低的"一高三低"的窘境。

面对这种情况，一方面要求有更客观的诊断标准及新型的技术仪器，以更科学地、量化地了解睡眠的真实情况，评估失眠的程度，为治疗提供可靠的依据。另一方面有必要将睡眠医学知识和失眠的防治办法介绍给广大民众，增强大家的对失眠的认识，了解与防控失眠相关的一些保健方法，从而避免失眠，提高生活质量。

与健康人相比，失眠患者由于神经心理或认知行为方面的改变，对睡眠状况的自我评估更容易出现偏差。许多失眠朋友对睡眠的机制不了解，认识上存在误区。比如对睡眠时间或质量要求过高，将失眠的不良影响扩大化，结果对睡眠产生恐惧，一到晚上或一上床就紧张，越紧张越睡不好。

有的抱怨周围太吵，同住者打呼噜等，采取喝酒助眠、数数助眠，白天不敢兴奋而去补觉睡等不正确方法，结果适得其反。

总而言之，失眠的发生既有生理（包括疾病和药物）、心理（包括性格和情绪）原因，也有社会、环境、节奏等原因。目前，对失眠现有的各种治疗方法均不尽如人意，尤其是睡眠知识的科学普及工作明显滞后。笔者既是医生，也曾是严重的失眠患者，在与失眠的抗争过程中，具有诊治病友和解脱自己的双重经验。作为一位曾患失眠的医生，笔者一步步摆脱失眠困扰，并走上了研究、防治失眠，传播睡眠知识之路。在这一过程中，笔者深刻认识到只有对睡眠有了正确的认识，适当调整人生目标值和睡眠期望值，纠正认识误区和不合理的睡眠习惯，才是从根本上摆脱失眠困扰的必由之路。

本书在写作过程中，部分内容参考了相关书籍和相关学者的文章，未能逐一列出，敬请原作者给予理解和支持，并表示真诚的谢意。书中如有不足之处，敬请读者、同行和专家们批评指正。

黄俊山

2020 年 7 月

第一章　睡眠的机制与失眠

第四章　中医对失眠的认识与治疗

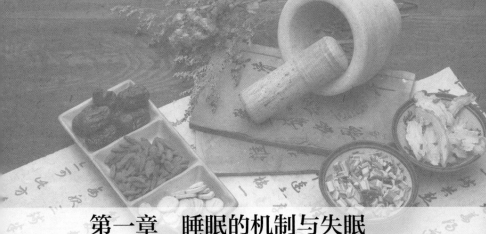

第一章　睡眠的机制与失眠

第一节
睡眠的生理机制

一、人为什么要睡眠

　　人的觉醒状态需要意识、思维、感觉输入、运动输出、记忆、价值判断和内脏控制等 8 大功能的共同配合。为了维持着大脑的觉醒，这些功能的运转需要消耗大量能量和产生相应的代谢"废料"。大脑的代谢不同于其他脏器，不能在觉醒的状态下完成其自身的代谢更新，兴奋觉醒的时间一长，其代谢更新的任务就累积起来了，达到一定程度就产生了困倦感，由于受主、客观条件的限制不可能有"睡眠任务"就睡，在一定的时间内仍然能克服困倦，维持着觉醒状态，但随着时间的延长，觉醒状态的稳定性会逐渐变差，这时的"睡眠任务"就显得越来越迫切，哪怕是小睡打盹也能暂缓其"睿"态。如同人无法长时间不补充饮食一样，我们也无法忍受长时间不睡眠，甚至一般人的不睡眠耐受还不及耐饥饿能力。因此，睡眠如同吃饭一样，是维持生命活动的重要生理过程。但科学界至今仍不能确切地知道睡眠所有机制原理。科学家们针对睡眠的原因提出了几种说法，从养精蓄锐的浅显理论到涉及记忆处理的复杂理论，主要有以下几种学说。

1. 被动传入学说

早期科学家认为睡眠是脑与身体其余部分隔离所产生的一种被动状态。如认为入睡是因为血液从皮肤流到身体内部，而醒来则是血液又回到皮肤。睡眠的被动学说一直到20世纪40至50年代都占主导地位。如认为觉醒时需要对脑给以持续的感觉输入，感觉刺激停止则睡眠随之而来，睡眠是由于脑缺乏感觉激动而引起的被动过程。

2. 主动调节学说

20世纪初俄国生理学家巴甫洛夫根据条件反射实验结

果，最早提出睡眠是由于抑制过程的广泛扩散至整个大脑皮质和皮质下中枢而引起的。但这种解释是不够确切的。因为，大量神经生理学资料证明，在各睡眠期中脑神经元的活动与觉醒状态时一样活跃，充分说明睡眠既不是脑功能的简单停止，也不是全脑功能的普遍抑制。

1931年，瑞士学者赫斯（Hess）用低频电脉冲刺激猫的丘脑，导致猫的深度睡眠；而刺激其下丘脑后部则产生正常觉醒时的全部征象。说明睡眠觉醒的机制是一个双重调节系统，包括开启觉醒和开启睡眠状态两部分。有人认为，脑干上行网状抑制系统与上行激动系统功能的动态平衡，调节着睡眠与觉醒的相互转化。因此，目前已经明确，睡眠是中枢神经系统产生的主动调节过程。

3. 体液调节学说

早在2000多年前，亚里士多德就认为：睡眠是由于白天活动导致某些代谢产物蓄积的结果，在睡眠时分解清除。1913年法国生理学家莱格德（Legendre）和皮罗恩（Pieron）将剥夺睡眠6~12天后出现深度睡眠的试验犬的脑脊液注入正常觉醒犬的脑室内，能使后者立即进入睡眠状态2~6小时。因此得出结论，活动时脑中的某些物质积聚，达到足够浓度便引起睡眠。当时并不清楚是什么物质，假定命名为催眠毒素（也可以称为睡眠因子或睡眠物质）。

20世纪60年代，帕彭海迈（Papenheimer）等在剥夺睡眠的山羊脑脊液中提取到一种分子量为350～500的肽类物质，将其灌注到正常山羊、猫、大鼠、兔的脑室内，可以引起睡眠。由此推测，血液中产生了与睡眠有关的物质，这种物质在动物脑内具有同样的效应。随着生物化学技术的发展，目前已经明确多巴胺、5-羟色胺、去甲肾上腺素和乙酰胆碱等神经递质产参与了睡眠与觉醒的调节过程。进一步研究还发现，参与睡眠与觉醒体液调节的物质还有免疫因子、激素和肽类等物质。

上述的研究假说都有积极探索意义，但却没有一种学说被完全证实，并得到一致认可。

现实证明，人类对神秘的大脑和睡眠的奥秘认识还非常有限。虽然睡眠的机制未能完全被揭示出来，但可以得出睡眠是为脑服务的这一结论。理由之一是所有动物都需要睡眠而植物却不需要，而人体其他器官，如心脏和肝脏也是不休息的。这表明睡眠是整个脑部的现象，对此研究者开始达成共识，认为至少慢波睡眠期间是脑部修补自由基所造成损害的时间。自由基是新陈代谢的副产物，可损伤人体细胞。其他器官可以通过放弃和替换受损细胞来修补这种损害，但脑无法这样做。因此慢波睡眠就像夜间抢修高速公路的工程队一样，在夜深人静时进行一些觉醒状态下无法完成的工作（就如同商店白天营业，而只能在夜间进行盘点、补充货物、清除垃圾一样）。睡眠和觉醒都是生命活动所必需的，只有在觉醒状态下才能进行一些有意识的活动；反过来只有通过睡眠，精神和体力才能得到恢复。也就是说：睡眠是大脑保存能量、清除废物、巩固和存储记忆、增进免疫、促进儿童生长发育的生理需要。

为了便于理解，人为什么要睡觉还可以换几种解释。

充电解说

可以想象白天大脑活动如手机消耗电能一样，晚上睡觉就像要给大脑充电。消耗得多，充电时间就多一些，即"醒久易睡，睡久易醒"。因此，白天兴奋度较高，晚上的睡眠需求就多一些。老年人"昼不精夜不瞑"就是个很好的证明。

盘点理论

睡眠就像小卖部白天营业，晚上要盘点、补充商品、打扫卫生一样。营业量大，盘点任务就多，白天越辛苦，夜里越好睡。

清理维护解说

高速公路不能在通车的同时维护公路，只能关闭进行维护。飞机、轮船运行到一定时间，就需要进港、进机场清理维护。大脑在睡眠状态下，脑脊液循环和血氧代谢才能旺盛。最近，波士顿大学的科学家们，利用核磁共振，史无前例地拍下了血液会周期性地大量流出大脑。每当血液大量流出，脑脊液就趁机发动一波攻击。脑脊液进入之后会清除毒素，比如导致阿尔茨海默病的 β 淀粉样蛋白。而这样的清洗，只有在睡着后才能做到，让人一觉醒来，拥有一个清爽的大脑；没睡着的时候，脑脊液并没有充分的机会趁虚而入。

二、何为正常睡眠

过去人们总认为睡眠是大脑在休息，脑部活动处于静止状态，但随着对睡眠生理研究的进展，尤其是在用脑电图连续客观地观察自然睡眠的特征后，发现睡眠是一种主动的具有特别形式的活动过程。脑电活动的发现，极大地促进了睡眠医学的研究与发展。经过几十年的研究，医学界已经研制出能够同步记录脑电图、肌电图、眼动电图、心电图、呼吸气流与呼吸运动图、鼾音检测器和阴茎勃起功能等多项生理指标的多导睡眠仪，是迄今为止最能反映睡眠状况的客观依据，为睡眠障碍的诊断与治疗研究提供重要信息。

1. 睡眠的分期

1953年美国的克莱特曼等观察到眼球运动与脑电活动之间有密切联系，人在睡眠时虽然眼睛闭着，但眼球或上下或左右一直在运动着。从而发现并明确了快速眼动（简称快动相, REM）睡眠期的存在。该期的特征是出现显著的快速眼球运动，此时脑电图表现为类似清醒期的快波，提示此时脑功能活动的增加。无快速眼球运动的睡眠阶段则相应地被称为无（非）快速眼球运动（简称慢动相, NREM）睡眠期。此时脑电活动特征是出现慢波，并依据脑电图演变特点，NREM睡眠可进一步分为4期。

入睡期(1期)

入睡期是清醒和睡眠之间的转换期，人很容易醒来，约占睡眠总时间的10%。

浅睡期(2期)

浅睡期容易觉醒，入睡困难者，常自行惊醒，约占睡眠总时间的 50%。

中睡期(3期)

中睡期意识消失，不易觉醒，在每个睡眠周期约延续 1 小时左右；

深睡期(4期)

深睡期睡眠深，觉醒相当困难，在每个睡眠周期中约持续 30 分钟。然后进入快速眼动睡眠。

在整个睡眠过程中，NREM 睡眠与 REM 睡眠交替出现。以正常成人夜间睡眠为例，一开始首先进入 NREM，并迅速由 1 期依次进入 2、3、4 期，并持续下去，80～120 分钟后，出现第一次 REM，持续几分钟后进入下一次 NREM。成人每夜总睡眠时间中 REM 占 20%～25%。REM 的长短及其分布个体差异很大。快速眼动期里会发生很多生理现象，包括眼球活动加速、脑电图从慢到快、做梦、全身肌肉松弛、阴茎勃起、阴道分泌物增加等。一般人的睡眠时长中，有 25% 深睡眠，25% 快动眼睡眠，50% 浅睡眠。

2. 一个人良好的睡眠有三个特征

（1）睡前能顺利入睡。一般在15分钟之内。

（2）睡中时间适当，无异常行为，不易醒或醒后能在半小时之内重新入睡。

（3）醒后感到轻松，无不适。

3. 睡眠的三要素

睡眠的"三要素"分别是指：睡眠节律、睡眠动力和身心放松。

睡眠节律

睡眠节律也就是人们常说的"生物钟"。生物钟是调节人体生活作息的时钟，存在于大脑的内部。当人体处于不同状态和阶段时，生物钟会发挥不同作用。例如在工作期间，生物钟会让你的头脑更加清醒；休息期间，生物钟可以让你快速放松身心达到入睡的效果。生物钟对人们保持身心健康非常重要。杰弗里·霍尔、迈克尔·罗斯巴什和迈克尔·杨三位科学家就是因为在生物钟领域做了杰出贡献，荣获2017年诺贝尔生理学或医学奖。

生物钟是可以通过我们自己的努力来改变和培养的。如何培养？建议是：通过固定上床、下床时间进行训练。每日坚持同样的上下床时间，久而久之就会形成自己的睡眠习惯、节奏，即生物钟。不管你的睡眠好坏，不管睡着睡不着，都要坚持这个上下床时间。

睡眠动力

睡眠动力也称为睡眠任务。睡眠动力越大，就越容易进入睡眠；睡眠动力不足，就不容易入睡。睡眠动力主要与保持清醒的时间以及适量运动两个因素相关。连续保持清醒的时间越长，兴奋度越高，睡眠动力就越大，睡眠的需要就越多，越容易入睡，睡眠越深。所以，不管晚上睡眠好与坏，白天都不能赖床、补觉，即使有午睡习惯，睡眠时间也不应超过半小时，否则会减少睡眠动力，从而导致失眠。同理，也不能赖在床上做与睡眠无关的事，如躺在床上看手机、看电视、看书等。适量运动和增加觉醒时的兴奋度，也可以增加睡眠动力。建议每日坚持运动，最好是有氧运动，如快走、慢跑、游泳、爬山等。运动尽量在白天进行，睡前2小时内应避免运动。

身心放松

睡前躯体或心理的紧张，会导致失眠。通过放松训练，可以减少焦虑，从而促进睡眠。放松训练的方法很多，比较常用的是渐进式肌肉放松、身体扫描、正念呼吸等方法，统称为静心练习。

三、人为什么会做梦

谈起睡眠不能不谈到梦。古今中外人们对梦倾注了极大的热情，人们对梦的神秘给予了很多的关注和说法。《黄帝内经·淫邪发梦篇》从病邪影响到梦的内容展开论述。《周公解梦》说的是如何用人的梦来卜吉凶，也在民间广为流传。还有许多有关梦的故事，如庄周梦蝶、黄粱一梦、梦笔生花、南柯一梦等，都是历来为人津津乐道的梦故事。

梦是一种心理生理现象，做梦的机制也是一个没有完全搞清的问题。一般认为，睡眠时并不是全部大脑皮质都处于不活动的抑制状态，局部的大脑皮质细胞仍在活动，有时受记忆痕迹，以及白天活动时的情绪波动（如忧虑、恐惧和惊奇等）的影响，就产生了梦。梦是人睡眠中自觉但不一定自愿的主观体验，可以出现声响、场景、故事或感觉。

做梦是人体一种正常的、必不可少的生理和心理现象。人入睡后，一小部分脑细胞仍在活动，这就是梦的基础。科学工作者做了一些阻断人做梦的试验。即当睡眠者一出现做梦的脑电波时，就立刻被唤醒，不让其梦境继续，如此反复进行，结果发现对梦的剥夺，会导致人体一系列生理异常，如血压、脉搏、体温以及皮肤的点反应能力均有提高的趋势，自主神经系统功能有所减弱，同时还会引起人的一系列不良心理反应，如出现焦虑不安、紧张、易怒、感知幻觉、记忆障碍、定向障碍等。显而易见，正常的梦境活动，是保证机体正常活动力的重要因素之一。当然，若长期噩梦连连，也常是身体虚弱或患有疾病的预兆。

睡眠时人停止了行动，人体进入了休整期。做梦可以消除疲劳，休整身体，对日间各项活动内容进行整理、归类与记忆回放。睡梦还是顿悟与创新的机会，历史上许多发明正是在睡梦中顿悟产生的，如发明家埃里亚斯·霍的缝纫机发明，门捷列夫梦见了化学元素周期表，爱因斯坦说他的相对论还是小时候做梦梦见的。也有人认为，人是整夜都在做梦，只是大脑没记录下来罢了。一般来说，上半夜的梦境多与当日或近期活动相关，俗称"日有所思，夜有所梦"；下半夜的梦多与以前记忆有关；黎明前的梦多不着边际，知觉成分偏多，梦的内容容易被记忆。

随着研究的深入，发现觉醒状态下意识是存在的，能明白自己和周围的关系；睡眠状态下意识不清，但在某些睡眠周期中思维、感觉等功能部分存在（如做梦）。梦是思维活动的一种特殊体现形式。做梦大都是在快速眼动睡眠阶段，此阶段虽意识不清，但思维有部分已激活因而进入梦境。梦的内容能被记忆。因此，关于梦的实验研究，基本上是以 REM 睡眠作为梦的标志。通过对梦的科学研究，有助于揭开精神障碍的奥秘。

梦境与睡眠环境有很高的相关性，当一个人在睡眠时，如果在其头部喷洒水雾，梦境中常会出现下雨、河水、海洋等与水有关的情境；尿急时会梦到到处找厕所；期前收缩（早搏）时会梦到从高处坠落而惊醒；如果被子裹得太紧会梦到从狭窄的洞中钻过；如果缓慢地转动其小腿梦境中会现坠入深渊或被追赶的情景；如果将手或其他物体压在前胸，会感觉恐惧、被追杀等梦境。总之，每个人夜里都在梦，有些梦会记住，有些梦则记不住，梦多并不代表没睡好。常言道"夜长梦多"，睡眠时间越长梦越多，不必为梦多而烦恼，更不必因噩梦而担惊受怕。

每个人的梦不同，同一个人，不同时间的梦也不同。

1. 长短不同

有的感觉时间短，梦的内容凌乱模糊记不清，很快就忘得一干二净；有的梦感觉时间长，醒来后记得很清晰，甚至醒后上个厕所再入睡会接着刚才的内容继续做，如同电视连续剧一样。许多失眠患者声称整夜都在做梦，并因此而苦恼。

2. 喜恶不同

梦的内容甜美使人愉悦，并希望"美梦成真"；而梦的内容消极、悲观、伤感、惊悚就属噩梦，从噩梦中惊醒就称为梦魇，不仅影响睡眠质量，也很容易带来心理阴影。

3. 影响不同

如果仅是梦多，白天并无不适，精神状态无影响，就不属于病态；但大部分情况下，多梦和梦魇频发就会影响人的生理和心理，反过来生理心理疾病也会影响到梦境。如果噩梦连连，应考虑心脏是否有问题，做一下心电图、心脏彩超等检查。糖尿病的病人晚上噩梦多，考虑是否有低血糖发生。另外，许多失眠患者觉得自己没睡，但问他（她）是否做梦时，却说梦很多，说明还是有睡觉，应向患者解释，消除认识误区，增强战胜失眠的信心。不怕失眠，就离战胜失眠就不远了。

知识链接

关于梦的解释，学说很多。弗洛伊德在他的《梦的解析》中指出：

（1）梦是有意义的精神现象，是一种精神活动的延续。借助梦可以洞察人们心灵深处的秘密。

（2）梦是无意识活动的表现。人在睡眠时，意识活动减弱了，对无意识的压抑随之减弱，于是无意识趁机表现为梦境的种种活动。

（3）梦意有"显""隐"之分。梦的表面意思叫显意；隐藏的内容叫隐意。对梦的解释必须善于从显意中解释隐意来。

（4）梦是一种愿望的满足。在多种多样的愿望中弗洛伊德更为重视性的欲望。

（5）梦的作用在于保护睡眠。

他解释说，从性欲望的潜意识活动和决定论观点出发，指出梦是欲望的满足，绝不是偶然形成的联想，即通常说的，日有所思，夜有所梦。梦是潜意识的欲望，由于睡眠时检查作用松懈，趁机用伪装方式绕过抵抗，闯入意识而成梦。梦的内容不是被压抑与欲望的本来面目，必须加以分析或解释。释梦就是要找到梦的真正根源。

在梦的研究中，另一位大师级的人物是瑞士心理学家荣格。荣格释梦数以万计，对梦有极为深刻的理解，但他的观点与弗洛伊德的观点不同，他不认为梦仅仅是为了满足愿望，也不认为梦进行了什么伪装。荣格认为"梦是无意识心灵自发的和没有扭曲的产物……，梦给我们展示的是未加修饰的自然的真理。"

（一）梦的心理因素

从我国古代思想家和医学家的言论来看，感知、记忆、思虑、情感、性格都会影响梦的产生及梦的内容，其中论述较多的是思虑、情感、性格对梦的影响。

1. 思虑致梦

日有所思，夜有所梦。东汉时期的王符就认为："人有所思，即梦其到；有忧，即梦其事。"又说："昼夜所思，夜梦其事。"

2. 情感致梦

《列子》中所言的"喜梦""惧梦""噩梦"均属于由情感引起的梦。明代的熊伯龙，在认为思虑致梦的同时，也对情感致梦有十分深刻的认识。他举例说："唐玄宗好祈坛，梦玄元皇帝；宋子业耽淫戏，梦女子相骂；谢朓梦中得句；李白梦笔生花。皆忧乐存心之所致也。"

3. 性格致梦

人的性格对梦的内容有很大的影响。所谓"好仁者，多梦松柏桃李，好义者多梦刀兵金铁，好礼者多梦簋篮笾豆，好智者多梦江湖川泽，好信者多梦山岳原野"。

心理学家认为：一个典型的梦的叙述常常包含幻觉、妄想、认知异常、情绪强化及记忆缺失等特征。梦是以生动的充分形成的视觉领域占绝对优势的幻觉想象为特征。在大多数梦中、听觉、触觉及运动感觉的叙述也较普遍，味觉及嗅觉幻觉想象较少，而痛觉的幻觉想象则十分罕见。梦的特征是显著的不确切性、不连续性、未必可能性和不协调性。

在梦中对很久以前的人物、影像及事件可能被强化回忆出来，关心的事物也会被编织到怪诞的及瞬息的梦的结构中。因此梦本身可以看成是记忆增强，此种在梦态中被增强的记忆与梦态结束后恢复梦境的不可能性形成鲜明的对比。表明在增强记忆的梦中，存在着记忆缺失。当被试者于做梦时被叫醒，大部分梦的精神活动被遗忘。

（二）梦的身体因素

我国古代学者认识到做梦可因生理因素引起。

1. 体内阴阳不协调

睡不安稳常常会因体内的阴阳之偏盛偏衰、不平衡造成。《黄帝内经》就认为："阴盛则梦涉大水恐惧，阳盛则梦大火燔灼，阴阳俱盛则相杀毁伤；上盛则梦飞，下盛则梦堕。"《黄帝内经》的这一观点被后代医家广泛继承。如清代学者熊伯龙认为妇女在妊娠期间的梦与生男或生女有关："生男阳气盛，阳盛则肠热，故梦刚物；生女阴气盛，阴盛则肠冷，故梦柔物。"

2. 五脏之气过盛

认为五脏气过盛也是致梦的一个生理因素，所谓"肝气盛则梦怒，肺气盛则梦恐惧、哭泣、飞扬，心气感则梦善笑恐畏，脾气盛则梦歌乐、身体重不举，肾气盛则梦腰脊两解不属"。这种从病因病机去探讨梦的成因很有临床意义。

3. 内脏感应致梦

如二程就认为："入梦不惟闻见思想，亦有内脏所感者。"他们认为梦是"内脏所感"造成的，如口渴的人梦见水、饥饿的人梦见食物。所谓"甚饱则梦与，甚饥则梦取"，或"甚饱则梦行，甚饥则梦卧"。有来自体外的物理刺激，如人在睡眠中"藉带而寝则梦蛇，飞鸟衔发则梦飞""身冷梦水，身热梦火""将阴梦水，将晴梦火""蛇之扰我也以带系，雷之震于耳也似鼓入"。都证明内部感觉是可以致梦的。

由上可以看出，在以上几个身体因素中疾病致梦是最容易"参验"的，因此它的可靠性也就最大。

（三）关于梦的其他解释

也有人认为上述有关梦的解释是不科学的，梦只是人睡眠时的一种心理活动，梦中的心理活动与人清醒时的心理活动一样都是客观事物在人脑中的反映。离奇的梦境是因人睡眠大脑意识不清时对各种客观事物的刺激产生的错觉引起的。如人清醒心动过速时产生的似乎被追赶的心悸感，在梦中变成了被人追赶的离奇恐惧的噩梦，人清醒心动过慢或期前收缩（早搏）时引起的心悬空、心下沉的心悸感，在梦中变成了人悬空、人下落的离奇恐惧的噩梦。梦中经常能感觉到一些人清醒时不易感觉到的轻微的生理症状，是因人睡眠时来自外界的各种客观事物的刺激相对变小，来自体内的各种客观事物的刺激相对变强引起的。

梦与快速眼动睡眠的联系：梦主要发生于快速眼动睡眠期。唤醒处于快速眼动睡眠期中的儿童或成年人，60%～90%的人诉说醒前正在做梦。这比由非快速眼动睡眠期唤醒的人诉说做梦的比率（1%～74%）要高得多，而且分布也较集中。在快速眼动睡眠中出现的器官功能变化（如眼球快速运动、心率及呼吸变化等）可理解为快速眼动睡眠与梦之间的生理性联系，或者说在快速眼动睡眠期具有更多的产生梦的心理生理基础。

第二节
睡眠障碍的分类

根据睡眠疾病的国际分类，结合临床实践，睡眠障碍可分为失眠、睡眠过多和睡眠相关障碍三大类。

一、失眠

怎样才算失眠？中国睡眠研究会 2017 年 6 月发布的《中国失眠症诊断和治疗指南》定义为：失眠症是以频繁而持续的入睡困难和（或）睡眠维持困难并导致睡眠感不满意为特征的睡眠障碍。失眠症可孤立存在或者与精神障碍、躯体疾病或物质滥用共病，可伴随多种觉醒时功能损害。与慢性失眠症相比，短期失眠症的诊断不要求病程≥3 个月以及频度＞3 次／周。

【失眠的诊断标准】

按照 2001 年制定的《中国精神障碍分类与诊断标准第 3 版（CCMD-3）》为诊断标准，失眠是一种以失眠为主的睡眠质量不满意状况，其他症状均继发于失眠，包括难以入睡、睡眠不深、易醒、多梦、早醒、醒后不易再睡、醒持不适感、疲乏，或白天困倦。失眠可引起病人焦虑、抑郁，或恐惧心理并导致精神活动效率下降，妨碍社会功能。

客观指标

使用多导睡眠图（PSG）检查包括心电图（ECG）、呼吸、血压、脉搏、睡眠结构图、快速眼动睡眠（REM）所占的百分比、非快速眼动睡眠（NREM）所占的百分比、血氧饱和度、脑电图（EEG）、眼球运动、肌电图、鼾声频谱分析等。

主观评估

使用心理学量表，如阿森斯失眠量表、匹兹堡睡眠质量量表、失眠症临床观察调查表、抑郁、焦虑自评量表等。

鉴别(排除)检查

【排除标准】

（1）继发性失眠及外界环境干扰因素引起失眠者。

（2）合并有心、脑血管，肝、肾和造血系统等严重原发性疾病及精神病者。

（3）其他环境、生理、心理及客观条件对睡眠的影响。

【失眠主要表现有】

（1）睡前：入睡困难（从躺在床上准备睡觉到睡着的时间或夜间醒后再入睡时间超过30分钟甚至彻夜未眠）。

（2）睡中：早醒（自认为不该醒就醒了，想再睡睡不着）、眠浅（迷迷糊糊似半睡半醒，一有动静就醒）、多梦（总觉得一直在做梦，醒后清晰地记得整个梦境，或有噩梦，醒后人感觉不好）。

（3）睡后：白天精神疲惫、倦怠乏力、困倦打盹、头晕头痛、注意力不集中、记忆差、烦躁等不适。慢性失眠者这种睡眠紊乱每周至少发生 3 次以上并持续 3 个月以上；睡眠不好造成明显的痛苦或影响到日间生活；并且不存在未解决的重大生活事件和心理冲突（除去对睡眠的恐惧）。

二、睡眠过多

1. 发作性睡病

本病是一种白天发作性不可抗拒的过度睡眠状态，可伴有猝倒症、睡眠症和催眠幻觉。表现为散步、开会、进餐、工作、驾驶等过程中发作，不易叫醒。多见于年轻人，男多于女。病因可能是生理性的，也可能是器质性的，如间脑或第三脑室周围病变。

2. 睡眠呼吸暂停综合征

本征表现为入睡后有强烈鼻鼾声，继而短暂呼吸暂停，血中二氧化碳潴留。其发病率中年男性为 9%，中年女性为 4%，打鼾者中约 1/4 合并此征，患者多肥胖。病因分中枢性、阻塞性、混合性三种原因。目前已经明确此征是许多疾病，如糖尿病、高血压病、心脑血管病的一个重要的共同危险因素，重者需手术或呼吸机治疗。

3. 躯体疾病伴发睡眠过多

糖尿病、甲状腺功能减退、尿毒症、肝功能衰竭和脑部疾病均可出现睡眠过多。

三、睡眠相关障碍

1. 睡行症

睡行症又称梦游症。发生于睡眠第Ⅲ、Ⅳ期，儿童多于成人。表现为突然坐起，做某一动作。有的起床行走、穿衣，持续数秒或数分钟后再睡，次日不能回忆发作情况。常有家族史。

2. 睡惊症

睡惊症也称夜惊，表现入睡后突然尖叫、惊恐、出汗、呼吸和心跳加快，持续 1~2 分钟，醒后无记忆，多见于儿童（俗称夜哭郎）。

3. 睡眠暴力

睡眠暴力为在睡眠过程中发生无意识的伤害他人或自

己的行为。这种伤害轻者只是皮肉之伤，严重者可发生骨折、内出血甚至致命。

第三节
失眠流行病学

随着社会的进步，竞争越来越激烈，失眠的发病率越来越高。王刚等使用匹兹堡睡眠质量指数量表（PSQI）对一般人群睡眠质量进行了调查，结果是一般人群中43.8%的人PSQI总分＞7分，睡眠质量较差；已婚者明显高于未婚者（$P<0.05$），46～65岁为失眠高发年龄段（57.5%）。这可能与已婚者较未婚者要承担更多家庭负担、生活压力有关，而46～65岁人群处于中老年阶段，既要赡养高龄老人，又要关注子女的教育、婚姻，而本人又处在疾病的高发期，比其他的年龄段面临更多的生活压力。

有人估计：中国约3亿人失眠，2亿人打鼾。2006年中国睡眠研究会在6个城市进行的一项研究表明，中国内地成人有失眠症状者高达57%。这个比例远超过欧美等发达国家。成人失眠持续率为30%～60%，提示失眠的病程具有持续性特征。另一方面，失眠具有一定（自然）缓解性，病程呈现波动性。失眠的持续率具有年龄差异，儿童和青少年期失眠持续率约为 15%，而中年女性和男性则分别高达 42.7% 和 28.2%。

关于失眠的发生（临时性）和发病（失眠患者）在人群中的比例各种报道很多，有高有低，这与划分轻重的纳入界限有关，将轻的、临时的计算在内，比例就大多了，只计算明显的失眠病人就会少一些。总之，发生或发病情况越来越严重，值得引起各方面关注。

长期自觉睡眠不足，包括睡眠时间、深度不足或恢复体力不足，会使人感到困倦、烦躁、郁闷、紧张不安等。严重者可有心率加快、精神失常、强迫症、神经官能症等神经精神疾病的发生。失眠对工作和生活造成的负面影响主要有：白天感觉疲惫不堪，困倦或陷入睡眠状态，注意力不集中，遇事犹豫不决，情绪烦躁、沮丧，意外事故和受伤的危险性增加。

失眠对记忆力的影响较大。在无失眠者中，记忆有问题的仅占 29%，在偶发性失眠者中占 44%，而在慢性失眠者中占 53%。失眠对劳动安全及工作能力也有影响，无失眠者完成工作的能力为 85%，与疲劳相关事故的发生率为 2%；慢性失眠者完成工作的能力为 69%，与疲劳相关事故的发生率达到 5%。此外，持续失眠是非典型抑郁患者的危险因子和先兆，易产生焦虑、酗酒和滥用药物等问题。失眠常作为精神分裂症和其他精神疾病早期临床症状之一。失眠造成相当一部分人群处于"亚健康"状态，不仅本人受其困扰，也会影响到家人、同事、朋友，甚至社会的和谐。因此做好群体的失眠防治工作具有重要意义。

一、失眠的原因

失眠者绝大多数不知道自己为什么失眠，只知道失眠太痛苦了，却不会去探求引起失眠的成因，那就不能从根本上解除失眠困扰。因此，找出自己失眠的原因，努力去解决或减轻原因，才是摆脱失眠的必由之路。

导致失眠的原因可分为节奏与环境、生理和心理三大方面。

（一）节奏与环境原因

1. 睡眠—觉醒节律紊乱

睡眠节奏失调包括困时不能睡，睡时反不困，早睡早醒，时睡时醒。还有儿童入睡难，唤醒也难，老人早睡早醒，时常打盹也属于睡眠节奏问题。往往与日夜加班、倒班、夜生活、长时间卧床、长距离跨洲际旅行"倒时差"等干扰了睡眠节律有关。

2. 环境因素

如噪声、强光、温度（过热、过冷）、湿度（过高、过低）、空气污浊、蚊虫叮咬、改换睡眠环境、卧具不适、他人鼾声等以及睡前看易引起大脑兴奋性强的影视节目、书刊等。

（二）生理原因

1. 躯体疾病

由疾病引发的咳嗽、疼痛、瘙痒、心悸、口渴、夜尿频等症状，肢体运动障碍等，都会影响睡眠。常见如胃肠疾病、肾衰竭、甲状腺功能亢进、晚期癌症、夜尿症、糖尿病、前列腺增生、帕金森病等。

2. 精神疾病

抑郁症、焦虑症、精神分裂症、老年痴呆、强迫症、边缘性人格障碍等常伴有失眠症状。

3. 药物与饮食影响

有些长期服用的药物会影响睡眠，如大剂量应用皮质类固醇激素、甲状腺素、咖啡因、麻黄碱、氨茶碱、哌甲酯、他克林、多奈哌齐、卡巴拉丁、阿托品、异烟肼、利尿剂、β 受体阻滞剂、H_2 受体阻滞剂、支气管扩张剂、心脑血管病药物、食欲抑制剂等，称为药物性失眠（必需应用时，应不晚于睡前 6～8 小时服用）。

饮食上睡前饮咖啡、浓茶、酒及过饥过饱难消化食物、食物过敏性、酒精依赖性等均会导致失眠。

4. 特别时期

妇女月经期、围绝经期及产后都会因生理心理的变化而导致失眠。

5. 睡眠疾病

睡眠障碍的如特发性失眠、睡眠时相延迟或提前综合征、睡眠呼吸暂停综合征、不宁腿、梦魇、夜惊症等都有失眠的表现。

（三）心理原因

1. 心理纠结

人的苦恼与纠结，主要来源于五个方面。

（1）经济生活类。社会工作生活上的纠结，如较大的经济损失、晋升、降级、失业、失学等。

（2）感情关系类。人际交往上的纠结，如感情（相思、失恋、夫妻不和）、家庭、亲友、同事等关系紧张。

（3）选择困惑类。一是选择之苦。面临两种及以上各有利弊的选择时，五五对开，难分伯仲时。这时若有人或是增加了天平的倾斜度，四六开就解决了。二是烦恼之苦。众多复杂问题纠结在一起，难以理出头绪来，不知从何处着手才能将一团乱麻理顺。

（4）成长烦恼类。如学生的学业、青春期的叛逆、恋爱与就业、产后抑郁、围绝经期烦躁、老年孤独失落，对前途不乐观，看不到希望，甚至绝望等。

（5）突发灾难类。发生了意料之外的事，一时不能面对重大变故打击（心理应激）。如天灾人祸、家庭变故、矛盾冲突、亲人重病、去世、重大疾病等。

2. 性格方面

以下性格的人容易失眠：对自身及他人要求过于严格、认真、或自身多虑、多疑、犹豫不定；在生活、工作上等争强好胜，追求完美；属于 A 型性格者，情绪易波动。一般焦虑者常入睡困难，抑郁者多为早醒。

3. 认知误区

认知错误导致的失眠也称心理性失眠、主观性失眠、特发性失眠。

（1）对睡眠时间要求过高。认为每晚一定要睡足 8 个小时，否则就会影响身体健康。实际上，人的睡眠真正 4~6 个小时就差不多了，虽不够满足，但缺得不多了，就像我们吃饭一样，每餐都要吃到十分饱吗？六七分饱也是可以的。对睡眠如果要求过高，每一次都要达到最佳状态，就会自己给自己背很多包袱，努力睡觉的结果反而更糟。就像面对考试或比赛一样，目标过高反而不能发挥应有的水平，适度减压就发挥正常了，睡眠也是这个道理。

（2）对睡眠质量要求过高。对睡眠质量要求过高的人常说："我已经好几个月都没睡觉了。"这类人主观和客观差距较大：自认为未睡，其实常有浅睡、打盹。其精神状态和身边人均反映与其所述不符。表现为自诉梦多，卧床时间过长，这种心态和生活习惯更加重了失眠。

（3）将失眠的不良影响扩大化。有的人认为失眠会引发心脏病或消化系统疾病等，和同事矛盾、挨领导批评、很多事情没有做好，也是因为前一天晚上没有睡好。而夜里没有睡好就怨隔壁邻居动静大，又跟人家争吵，形成一个连锁反应。把白天的焦虑、易怒、忧郁等都归咎于失眠的影响，就会对睡眠产生恐惧，一到晚上或一上床就紧张，越紧张越睡不着，形成恶性循环。

（4）认为喝酒能助眠。有人以喝酒助眠，虽入睡较快，但易醒，白天状态不佳。因为喝酒量小了起的是兴奋作用，量大了才是抑制。你要入睡快，你就要喝到一定的量，有的人性急，喝高了躺在那里就起不来了，而且烈性酒燥热、饮酒后口干而早醒；饮啤酒则会多尿频繁如厕，把睡眠搞得支离破碎。所以，我们不主张用这种办法。

（5）认为老年人睡眠少。其实老年人睡眠时间并不少，因为老人白天经常打盹，加上晚上七、八点就睡了，入睡早醒得也早，所以有些老年人晚上不到一点就醒了。对这一点，我们给老年人的建议是：白天要兴奋，不要打盹。不然，看电视看报纸，看着看着就打盹，就像吃零食吃得多了，吃正餐就没有胃口。如果做不到白天保证不睡，那能做到不去计较、顺其自然、不急不躁也可以。

（6）将失眠的因果关系搞反了。不存在无缘无故的失眠，失眠是前文所述的原因导致的结果，而不是肇事元凶。要求不失眠而不设法消除或减轻原因，最多只能治标不治本。

（7）担心产生助眠药物依赖。一部分人的失眠较重，不用药比用药的伤害更多时，还是要借助药物的帮助，两害相权取其轻，药物本身就是给需要的人用的。

二、失眠者的共性

总之，失眠尽管原因各异，但也有共性。失眠者共同特征如下。

（1）失眠者羡慕别人睡得香甜，而对自己的自然睡眠不满意，进而苛求增加睡眠时间。对睡眠的过度关注、计较而产生强迫心态，结果又加重了失眠症状。

（2）做事较真，具有对失眠的恐惧感，一到晚上就担心睡不着，越担心越睡不着。

（3）大部分人因为客观环境变化或主观心情难以平静而有过失眠经历，这些诱发因素解除了就能恢复常态。只有思想上背上失眠包袱的人，诱因去除了也难以回到以前，逐渐出现失眠的症状。

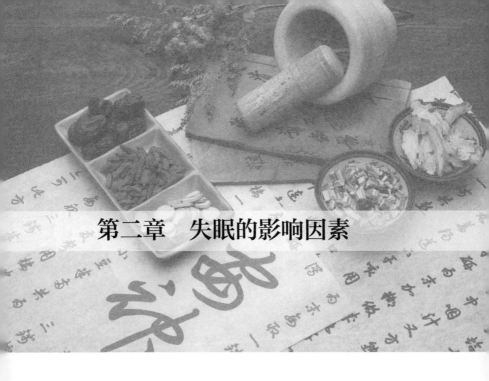

第二章　失眠的影响因素

　　失眠在绝大多数情况下为人的生理心理状态、性格情绪、环境条件和睡眠节奏等多种因素下的一种症状。因此，解除或减轻引起失眠的因素，对于摆脱或减轻失眠无疑具有重要作用。

第一节
日常生活影响睡眠质量的几个方面

一、饮食摄入

1. 过饥或过饱会影响睡眠

睡前不宜过饥过饱，睡前的一顿大餐会迫使消化系统

"加班"工作，饮食停滞胃肠，胃失和降，影响中焦气机升降失常，导致虽感困顿，却极有可能彻夜辗转难眠。同样，如因为节食，或工作、生活压力过大，熬夜过久、晚饭后距睡眠前时间过长，饥肠辘辘时上床，咕咕叫着的胃像其他身体不适一样会整夜妨碍你安静下来，难以入睡。睡前可吃些低热量食物，如香蕉或苹果，从而预防中医所说的"胃不和则卧不安"。不要喝太多的水，因为晚上频繁如厕会影响睡眠质量。

失眠者睡前应远离咖啡因和尼古丁。建议失眠者睡觉前 6 小时以内不要喝含咖啡因的咖啡、浓茶、可乐和巧克力等。另外，还要注意饮食卫生，摒弃"不干不净，吃了没病"等观念，避免因饮食失慎导致胃肠功能紊乱带来失眠。所以，改进饮食行为，纠正不良饮食习惯，可以减少失眠的诱发因素。

2. 某些食物会影响睡眠

中医认为，脾胃运化失调可影响心、脑的主精神神志功能。可多吃含纤维的水果和蔬菜，如玉米、桃子、苹果、笋干、芹菜、藕等，有利于清肠。小肠和心相表里，肠清心火就不旺。还能以药膳调理偏颇体质。如：阿胶鸡子黄方用于纠正阴虚体质，菊花玫瑰茶以疏肝降火，甘麦大枣粥以改善心脾气虚，百合莲子粥以养阴宁心，桃仁五味子蜂蜜糊以调理瘀血体质。夜餐可以吃远志枣仁粥，有宁心安神、健脑益智之功效，可治老年人血虚所致的惊悸、失眠、健忘等症。饮食不节者，睡前半小时吃些健脾消食的食物。

中医认为，食物的偏嗜也会影响睡眠。各种食物皆有其性味归经。摄入后常偏行于某脏某腑某经。《素问·生气通天论》将五味太过和五脏之伤联系起来，认为："是故味过于酸，肝气以津，脾气乃绝；…味过于辛，筋脉沮弛，精神乃央。"辛甘化阳，晚上进食辛辣的、甜味的食物有促进阳气生发之力，不利于睡眠。肥甘厚腻之品，易酿湿蕴痰，闭阻气机，久而化火，炼液成痰，痰热扰心，致烦躁失眠，所以晚上也不要多吃富含油脂的食物，因为这些食物也会影响睡眠。食物有寒热属性偏颇的特点，若入睡困难者多吃属性偏热之物，无异于火上浇油；若喜食生冷食品，久之易伤脾阳，损及肾阳，导致五更泻，中断睡眠而早醒。

了解上述知识，失眠者就能避免因为饮食不合理而影响睡眠。

3. 饮酒对睡眠的影响

因为喝酒量小了起的是兴奋作用（饮酒早期主要是多巴胺分泌增加，因而很高兴、很兴奋），量大了才是抑制（主要是腺苷分泌增加）。喝酒量大虽入睡较快，但易醒，醒后难以续睡。烈性酒燥热，过量饮酒后易口干而频繁起床喝水，啤酒多饮则易多尿，频繁如厕，都会把睡眠搞得支离破碎，使身体得不到深层次的休息，因此饮酒助眠并不是一个好办法。

许多人对酒精的助眠功效存在严重误解，沃克尔教授称："人们认为酒精可以助眠，但事实并非如此。酒精属于我们所说的镇静剂，它只能把大脑'击昏'，但无法让你进入真正的睡眠状态。"有研究显示，摄入酒精会导致睡眠质量下降。2001年由美国韦恩州立大学开展的一项研究指出，饮酒之后，处于深度睡眠的时间会缩短，而休息效果欠佳的快速眼动时期则会相应延长。因此无论你睡了多久，第二天都会疲乏无比。

二、生活节律

1. 作息习惯对睡眠的影响

人的睡眠有自身固有的节奏，即所谓的"生物钟"。中医学认为"人与天地相参也，与日月相应也"。古人缺乏夜晚照明条件，日出而作，日落而息；现代人夜生活非常多，有的比白天更加丰富多彩，让现代人（尤其年轻人）按古人的节奏和要求"早睡早起"，就很难做到了。一般人白天理性成分偏多，夜晚感性成分偏多，再加上夜间时间较宽松，灯光和活动内容较丰富，在许多人（尤其是年轻人）眼里，白天是"黑白片"，晚上才是"彩色片"，"夜猫子"逐渐变多了。总之，每个人的生活节律还是与其生存环境相适应才是合乎实际的，如再按照"子午觉""几点肝排毒"等说法就不合时宜了。

2. 午睡对睡眠的影响

中国大部分地区和人群有午睡习惯，西方人除了像意大利和西班牙等南欧国家外，通常没有睡午觉的习俗。

有午睡习惯的人，如果不睡午觉会感到身体和头脑会变得麻木和迟钝，在中国，人们从一生下来就开始被培养在

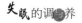

午餐后小睡的生理习惯。

从幼儿园起，睡午觉就是一种纪律性活动。不睡午觉的学生被认为是离经叛道和违背行为规范的坏孩子。经过多年的训练，大多数中国人都形成了无论身在何处，只要一有可能就会在午饭后小睡一下的生物规律。在中国的公共场合打个小盹是完全被社会接受的，随处可见的午睡者也证明了这一点。

上午的学习、工作或活动使人出现疲劳状态，再加上午饭后易困倦，中午的阳光强、气温高，露天活动不便，有些地方有 2.5～3 小时午休，很适合午睡。短暂的睡眠使人神清气爽。有午睡习惯的人没睡午觉常引起下午神疲乏力。但午睡并不意味着贪睡，只需小憩片刻即可。睡眠一多就会影响夜间的睡眠，尤其是老年人，因为活动量少，白天的打盹会导致夜晚睡眠减少甚至睡意全无。建议午睡时间在半小时以内为佳。

人的机体各种生理机能活动与昼夜节律相关，什么时候开始睡觉，只是一个"习惯"而已，而习惯是可以改变的。当然，最好和周围人保持一致并相对规律，养成的习惯尽量不要太频繁打破。尽管人们所处的环境各不相同，但建立适合个体的睡眠习惯是十分必要的。因此，要充分了解自己的"生物钟"，调整自己的睡眠时间。小孩最好在晚上 8:30 之前睡觉，因为长身体时生物钟的需要；青少年应该在晚上 10:00 左右睡觉；至于爱美的人，最晚也应在午夜 12:00 之前睡觉为好，因为皮肤在凌晨 2:00 前新陈代谢；老人应该在晚上 9:00-10:00 之间睡觉比较好。

3. 季节对睡眠的影响

中医学强调人与天地相应，合理的作息有时还要根据四时变化作出调整，即"因时制宜"，以适应自然界的阴阳消长之变化。因此睡眠可顺应四季的更迭进行调整。《素问·四气调神大论》中就提出了"春夏养阳，秋冬养阴"的养生原则，体现了"天人相应"的自然观。

三、睡眠环境

适宜的睡眠环境，至少应具备安静、遮光、舒适等基本条件。

1. 噪声对睡眠的影响

噪声的敏感度因人而异，睡眠环境过度安静（≤50 分贝）或过于嘈杂（≥70 分贝）均难睡眠。任何声响超过 60

分贝，都会刺激你的神经系统，进而影响到全身，让人无法安稳入睡。

另外，在声学上还有种被称为白噪声的声音有助于睡眠。它是指频率分量的功率在整个可听范围（0～20千赫兹）内都是均匀的声音中的，相对的，其他不具有这一性质的噪声被称为有色噪声。当然，绝对理想的白噪声是不存在的，但雨声、流水声、鸟鸣声、钟表滴答声、舒缓的音乐声、坐在车上和听无趣报告等是现实世界中最接近白噪声的声音。这些声音初听可能使人警觉，但持续地重复就会逐渐适应，并具备催眠效应。在白噪声的环境反而比在特别安静的环境中，更有利于睡眠，可以说是此时"有声"胜"无声"。

2. 灯光对睡眠的影响

睡眠环境过暗易产生不安全感，过亮诱导生物钟反应引起神经兴奋，所以太亮或太暗的睡眠环境均不利于睡眠。

白天人如果昏昏欲睡，应增强环境的亮光白光，有助于觉醒；夜间入睡前可用弱的红光作为环境光，晚上微弱的红光有利于睡眠。但光波大于20坎德拉（candela），则会适得其反。手机屏幕发出的蓝光会促进大脑兴奋，因此睡前看手机，对入睡有负面影响。

关灯睡觉常常与省电无关，而是因为黑暗的环境能让眼睛快点进入休息的状态。如果你太害怕黑暗，则不妨开一盏小壁灯，尽量调成较微弱的光线（红光有助于睡眠，而蓝光相反，应避免），若与他人同住，可采取戴眼罩的方法，这样便可放心入眠。

3. 温湿度对睡眠的影响

卧室的温度、湿度及空气流通度都是不容忽视的因素。太热或太冷的室温都会影响睡眠，温度在 21～27℃为最适宜，可以依个人的体质而调整。最理想的湿度应是在 60%～70%，如果未能合乎标准，可以用空调或除湿（加湿）机来调整室内温度及湿度。

4. 空气对睡眠的影响

睡觉的时候，氧气是否充足也很重要，因此必须保持空气流通，切勿因为怕冷而密闭所有门窗。

5. 卧具对睡眠的影响

卧具的选择对睡眠也具有一定的影响。床是我们安寝的重要用具。人的身体随着年龄的增长，会发生明显的变化，婴幼儿的床一般采用平板床，成年人的床垫软硬应能使人全身得到充分放松为宜，太硬，身体与床面接触面小，因压迫而频繁翻身影响睡眠；过软容易形成腰椎间盘突出。老年人的床应设有护栏防坠床；床的宽度以人肩宽的 2.5~3 倍为宜，过宽不利于心理安定，过窄活动受限也不妥。床的高度依据个人身高，以方便上下床为宜。

适宜的枕头有利于全身放松，保护颈部和大脑，可促进和改善睡眠。对于枕头的高度，如今尚无统一的标准。一般认为，枕头的高度，以侧卧时头与躯干中轴线保持水平为宜（一般头压下去后的高度约比拳头略高一点）。过高影响颈椎，加重呼吸道阻塞和打鼾，过低容易落枕。枕头的长度应足够睡眠时翻身，枕芯以质地柔软，稍有弹性为好。从中医学角度出发，晚蚕砂、荞麦皮、决明子、通草、灯心草等既软硬适当，又具有安神之效。近年来许多人用乳胶枕，只要高度和硬度适合就好。被子的长度、宽度应以睡眠中翻身转动方便为标准，并依据季节改变而选择厚薄。应注意的是过敏体质人不宜使用化纤面料的被子，肢冷者应选改善微循环的被子。褥具的好坏直接影响睡眠的质量，气候的变化会对褥具产生一定的影响，所以褥具最需要防潮、防螨，湿度大的地区和季节要多晾晒。选择被褥要注意其厚度及材质，棉被褥适用于各种体质。有换床失眠者，建议可在离家外出时带上自己的床单，从卫生和心理上有助于避免失眠。

6. 睡姿对睡眠的影响

当你辗转反侧难以入眠时，你是否想过有一种姿势能帮你快速进入梦乡？当你入睡后却整夜噩梦连连时，你是否想过这和睡势有关系呢？每个人都有他习惯的睡姿，只是，用什么姿势来睡觉，这个小问题中可蕴含着大学问，健康的睡眠方式值得引起注意。

小小的睡姿问题可以"治病"也可以"致病"，睡姿不对，身体受罪，所以千万别不把睡姿放在心上，不同的人适合的睡姿也是不同的。

（1）仰卧：就这么仰面一躺，可是好处不少。最直观的好处就是使头、颈部和脊椎处于自然生理曲线，防止脖子和后背的疼痛，是高质量睡眠的良好选择。除此之外，还能降低胃酸反流的概率，并且使脸部皮肤不受其他外力干扰，大大降低了皱纹产生的概率，是爱美女生睡"美容觉"的不二选择。

凡事有利有弊，仰卧并非适合所有的人，当人处于仰卧时，舌根可能因重力作用后坠，阻塞呼吸，增加了打鼾的概率，这对你自身和室友来说可都不是一件好事。

（2）侧卧：古人要求睡姿为"卧如弓"。侧卧是最常见的一种睡姿，也被认为是益处最多的睡姿。如果你打鼾或者有呼吸系统的疾病，那么，侧卧是确保呼吸道通畅的理想选择。从全身健康的角度出发，侧卧的确是非常好的选择。其中以右侧卧更佳，可减轻体内其他脏器组织对心脏的压迫，利于血液的流动，同时减轻心脏的负荷，尤其适合有心脑血管疾病的人群。《黄帝内经》中提到，"卧则血归于肝"，从解剖位置上看肝脏居于右侧，右侧卧的时候血归于肝脏，在夜间睡眠的同时更能养护肝脏。此外，胃连着小肠的开口位于右侧，右侧卧利于将食物下传小肠，利于消化。

睡眠问题往往困扰着许多准妈妈的整个孕期，那么左侧卧还真是个值得推荐的睡姿呢！它可以减轻沉重的子宫对盆腔动静脉的压迫，并能改善子宫右旋，增加子宫和胎盘的血供，既利于妈妈又利于宝宝。

（3）胎儿型睡姿：有的人睡觉的时候还喜欢把自己团成一个问号，这就是"胎儿型睡姿"。这种睡姿让你获得如同在母体内一样的安全感，不过大尺度的蜷缩弯曲，会限制身体内横膈，阻碍正常的呼吸运动。它还伴随着后背肌肉的过度牵拉，对于脊椎或其他关节有炎症的人群，会增加疼痛感。

如果只是小幅度的弯曲呢？唐代医家孙思邈在《千金要方·道林养性》中说："屈膝侧卧，益人气力，胜正偃卧。"这种屈膝而卧的姿势保证了周身部位的放松、气血的顺畅、脏腑的通达。长期站立行走，端坐逐渐改变了脊柱的弯曲度，给腰部带来压力。"胎儿型睡姿"能帮助你的脊柱重回出生前的自然弯曲状态，让脊柱摆脱白天的紧绷状态，适当地放松。

（4）俯卧：俯卧即趴卧，这种姿势除了利于呼吸道通畅，减轻鼾声，怕是很难再找出其他好处了。俯卧姿势睡觉，身体重量作用于胸腹部，心肺承受的压力增大，血液循环容易受到影响。另外，俯卧位必然使头颈向一侧扭转，并且长时间保持在一个位置，这很容易引起颈部肌肉关节劳损，诱发颈椎病等多种疾病。

总之，人的身体会自行找到最舒适睡姿。《千金要方》中说："人卧一夜当作五度反覆，常逐更转。"也就是说，对大多数健康的人而言，其实不必过分计较自己的睡眠姿势。也许刚入睡时你觉得自己保持着一种相对固定的姿势，但实际在一夜的整个睡眠过程中，人的体位一般会变换许多次。我们的身体很聪明，为了解乏和恢复体力，总会让我们在睡觉过程中，不自觉地变换睡姿，寻找到最舒适的睡姿，并会不时调整，静中有动。

另外，睡姿还与同睡者和床铺位置有关。在潜意识里翻身时会尽量避免碰到同睡者（如恐压到婴儿而易向另一侧转），或防止跌落到床下（易向靠墙侧转）。

当然，这些姿势还是在有意识的情况下刻意采取的，大部分人睡着后在无意识中经常变换睡姿，避免因重力作用而使某些部位持久受压，至于有的失眠者因入睡艰难而"辗转反侧"难以自控，就更不会讲究睡姿了。

7. 磁场对睡眠的影响

许多人认为磁场对睡眠有影响，尤其是室内的电磁场，因此，睡眠前应该尽量将室内的手机或产生电磁场的电器关闭。强大的电磁场会影响我们的生理运作，抑制褪黑激素的分泌。此外，还有地球磁场影响睡眠品质的说法，在安放床铺时，最好选择南北顺向，睡时头北脚南，使机体不受地磁干扰。

第二节
个体因素对睡眠质量的影响

一、年龄与生理状况

虽说是睡眠状况因人而异，但大多数情况下新生儿多睡，婴儿生物节奏紊乱；青年人贪睡、迟睡迟醒；中年人入睡难、眠浅、早醒、常伴有抑郁、焦虑症状；老年人白天打盹、没精神，晚上早睡早醒。

在美国全国睡眠基金会的睡眠指南中，针对不同年龄层给出了不同的睡眠指导建议。

出生至 3 个月龄的小婴儿，需要长达 14 ～ 17 小时的睡眠。1 ～ 2 岁的幼儿每天需要 11 ～ 14 小时睡眠。6 ～ 13 岁的学龄儿童，建议每日保持 9 ～ 11 小时睡眠。14 ～ 17 岁的青少年每天应当睡 8 ～ 10 小时，处于青春期的人需要更多睡眠。但即便如此，一天超过 11 小时的睡眠时间也会对健康不利。对于 18 ～ 64 岁的成年人来说，每天 7 ～ 9 小时的睡眠最佳，6 小时或 10 小时也行，但少于 6 小时或多于 10 小时都不推荐。对于 65 岁以上的人来说，新指南提供了 7~8 小时的睡眠时长建议。有些老年人只睡不到 5 小时，通常起得很早，但白天一直在犯困。

有些人的睡眠时间虽然长期低于建议睡眠时长，但他们却拥有更高质量的睡眠。睡眠的深度比时长更影响睡眠效应，许多人睡眠的时间很长，但是深度不足，所以每天感觉到睡眠状况并不好。对于不同人而言睡眠时长的个体差异的确存在，衡量睡眠是否充足的一个标准就是看第二天你是否感觉很清醒，精力充沛。

关于睡眠时长还有个认识误区。许多人计算的睡眠时间，多以主观感觉来评估，部分睡眠状态未计入自己的睡眠时间，如浅睡眠、做梦等，甚至有的人诉说许多年来从未睡过觉。睡眠时长的主观评估与客观实际之间常常存在很大的差距，这种情况我们在失眠专科经常遇到。因此，单凭其主观诉说的睡眠时间作为依据就不够准确了。

（一）老年人睡眠障碍

老年是失眠的高发人群，许多老年人说自己"每天入睡可以，睡眠时间也可以，就是睡眠比较浅，有时睡有时醒，旁边什么动静都知道，有时候做梦也很多，梦里什么情况也都记得很清楚"。那么这是不是正常，有没有什么办法改进睡眠呢？下面从老年人的睡眠特点来说说该如何克服睡眠障碍。

1. 老年人的睡眠特点

（1）睡眠能力差而要求高。随着年龄增长，老年人睡眠的质和量发生了改变。睡眠能力降低，但对睡眠的要求并未减少。期待良好睡眠，惧怕失眠。

（2）睡眠时间长质量差。虽卧床时间较长，但易受内外因素干扰，如搬家、旅行、各种响动、住院等。其中夜间因夜尿次数多而频繁去卫生间（老年男性多有前列腺增生症，因一次只能排出少量尿，膀胱残留尿多；老年女性因尿道口松弛而蓄尿量少易排尿。男性是管道不通畅尿不净，女性是闸门松弛留不住尿而夜尿频），都会导致觉醒次数增多，睡眠时断时续。

（3）睡眠觉醒周期缩短。大多数老年人活动量较少，体力、精力和活力及兴奋度均下降。据调查，65岁左右深睡眠期约占睡眠时间的10%以下，75岁左右深睡眠基本消失。深睡眠减少导致睡眠—觉醒周期缩短，白天时常打盹而夜间睡眠不足，出现早睡早醒早起的现象。中医称之为"昼不精夜不瞑"。即白天没精神，夜里睡不着的黑白颠倒现象。

（4）睡眠与疾病互相影响。老年人疾病多，往往多种心身疾病同时存在，互为因果或影响。如疼痛、咳嗽、瘙痒、烦躁、口干等不适会干扰睡眠，同时睡眠不足又影响原有疾病，易发生误诊、漏诊或主次难以分辨。

（5）药物副作用的影响排泄较慢。老年期疾病增多，用药较多，凡能影响中枢递质，使睡眠一觉醒节律发生改变的药物，如激素、咖啡因、哌甲酯、他克林、多奈哌齐、卡巴拉丁、阿托品、异烟肼、利尿剂、β受体阻滞剂、H_2受体阻滞剂、支气管扩张剂、心脑血管药物、食欲抑制剂等，均易发生药源性睡眠障碍。而且对药物的吸收与排泄较差，半衰期延长，用药剂量难以掌握。

（6）社会心理状况不良。老人空巢、丧偶、寂寞、偏执、抑郁、焦虑，以及对住房、子女、经济和健康状况担忧、不满，这些社会和心理因素也会影响睡眠。

2. 老年人如何正确面对失眠

人的睡眠数量和质量与自己的"睡眠任务"多少有关。啥叫"睡眠任务"呢？也就是说我们白天大脑活动会消耗许多"能量"，也相应地产生许多"代谢废物"。这就需要补充能量，清除"代谢废物"，而大脑不能像其他器官那样一边工作一边代谢，只能到了睡眠状态才能完成这项代谢活动，这就是"睡眠任务"。就像小卖铺白天营业；晚上关门整理内务，包括盘点、补充货物、打扫卫生等。白天营业量大，晚上任务也就多。"睡眠任务"积累得多了，人就困了，需要停下来整理内务——睡眠。如果长时间不睡，人就顶不住了。如果你睡眠任务少，就像大部分老年人一样，白天的活动内容少，兴奋度低，睡眠任务就少。而晚上睡眠的时间又没有减少，所以质量就变差了，睡眠就变浅了，梦就增多了。

要想解决这个问题，最好是增加白天的活动内容，提高白天的兴奋度。也就是说白天不应该有过多的空闲时间，尤其是午睡时间、打盹要减少，这样才能增加晚上的"睡眠任务"。睡眠的时间一压缩，质量就提高了。有的说我白天没办法增加活动，提高兴奋度，那么就晚上睡得少一些、浅一些。也就是说你增加白天兴奋度，或者降低晚上对睡眠的质量的要求。这两个你只要做到一个就可以了，就能够算得上正常的自然睡眠的状态。

（1）改进常见的认知误区。对睡眠时间要求过高。老年人把自己睡眠的目标值定得过高，超过了自身所能达到的水平。

改进方法：足够的睡眠时间只要能基本达到恢复精力为标准，能保持精神清爽就行了，对睡眠如果要求过高，每一次都要达到最佳状态，就会自己给自己背了很多包袱。

许多老年人常在白天打盹，或躺在床上时都有浅睡。老年人见多识广，见怪不怪，兴趣较少，再加上体力和脑力活动较少，兴奋的高度和持续时间不够，睡眠的需要量也相对较少。

改进方法：打盹，就像吃零食，吃得多了，吃正餐就没有胃口。白天要增加活动内容和兴奋度，挤占和减少打盹犯困的时间。以便给晚上增加"睡眠任务"。如果这个做不到，那就晚上睡少点不烦躁也行，总不能白天睡得不少，晚上还想多睡，那就太多了。

（2）改善老年人的身体状态。包括积极治疗慢性疾病和改善影响睡眠的各种不适。如夜尿频、便秘、烦躁、情绪不良等。

（3）调整影响睡眠的药物。有些情况下不得不用药物，尽量选择对睡眠影响较少的药物，或者调整服药时间。尽量避免睡前 4 个小时以内应用对睡眠有影响的药物。

（二）围绝经期女性睡眠障碍

1. 定义

围绝经期，为女性的一个特殊时期，此期的生理、心理和社会的变化因素较多，伴发失眠的比例较大。围绝经期综合征又称更年期综合征，指妇女绝经前后出现性激素波动或减少所致的一系列以自主神经系统功能紊乱为主，伴有神经心理症状的一组症候群。绝经可分为自然绝经和人工绝经两种。自然绝经指卵巢内卵泡用尽，或剩余的卵泡对促性腺激素丧失了反应，卵泡不再发育和分泌雌激素，不能刺激子宫内膜生长，导致绝经。人工绝经是指手术切除双侧卵巢或用其他方法停止卵巢功能，如放射治疗和化疗等。单独切除子宫而保留一侧或双侧卵巢者，称为判定绝经，主要根据临床表现和激素的测定。

由于女性生理的特殊性，在经历月经、怀孕生产、哺育胎儿、绝经等阶段时，女性较男性更容易出现睡眠问题。流行病学研究资料显示，虽然围绝经期综合征在不同的种族、人群有不同的表现形式，但围绝经期及绝经后妇女的睡眠障碍发生率比绝经前明显增加。据多项围绝经期综合征的大样本流行病学研究资料显示，我国围绝经期妇女的失眠发生率较高，占 30 ％～60 ％。

围绝经期为女性失眠的高发（或加重）特殊群体，长期失眠会导致自主神经、内分泌、免疫等多系统功能失调，从而诱发各种疾病，如慢性疾病如高血压、心脏病、脑血管疾病、糖尿病、肿瘤、肥胖、焦虑症、抑郁症等精神病心理疾病发病率。女性到了围绝经期，还存在着人到中年的工作、家庭等众多烦恼因素的干扰，在多事之期、多病之期，自然失眠多发，并且大多数症状类同，会出现烘热、多汗、失眠、烦躁四大症状，以上这些因素会加重焦虑、抑郁的情绪，而焦虑、抑郁的情绪又会导致失眠，从而形成一个恶性循环。

2. 症状表现

（1）大多数是年龄 45 ～ 55 岁的妇女。

（2）月经紊乱 3 个月以上。症状除月经失调外，有失眠等自主神经失调症状，或有潮热汗出等血管舒缩症状，或有激动易怒、焦虑不安、情绪低落等精神神经症状，或有外阴阴道萎缩、尿频、尿急等生殖泌尿系统症状；自主神经系统功能紊乱伴有神经心理症状的症候群。

一般月经紊乱史（3个月以上一次），伴有典型的烘热汗出症状，可伴有烦躁易怒、心悸失眠、胸闷头痛、情志异常、记忆力衰退、血压波动、腰腿酸痛等症。

（3）内分泌测定：促卵泡激素（FSH）、促黄体生成激素（LH）升高，雌二醇（E_2）降低（低于卵泡早期水平）。

（4）精神神经症状：临床特征为围绝经期首次发病，多伴有性功能衰退，可有两种类型。

兴奋型：表现为情绪烦躁、易激动、失眠、头痛、注意力不集中、多言多语、大声哭闹等神经质样症状。

抑郁型：烦躁、焦虑、内心不安、甚至惊慌恐惧、记忆力减退、缺乏自信、行动迟缓，严重者对外界冷淡、丧失情绪反应，甚至发展成严重的抑郁性神经官能症。据统计绝经妇女中精神神经症状发生率为58%，其中抑郁78%、淡漠65%、激动72%，失眠52%。约有1/3有头痛、头部紧箍感、枕部和颈部疼痛向背部放射。也有人出现感觉异常，常见的有走路漂浮感、登高眩晕、皮肤划痕、瘙痒及蚁走感、咽喉部异物梗阻感（俗称梅核气）。

既符合围绝经期综合征的诊断标准，又具备失眠的诊断标准才能诊断为围绝经期失眠。失眠可以只是发生在围绝经期；也可以既往就存在，而在围绝经期表现突出。

3. 预防与护理要点

除了与其他失眠者一样的调养方法，如普及预防失眠的有关知识，改进不合理的生活方式。根据失眠者的体质特点分别从精神、饮食、起居、运动锻炼及药膳等方面进行调理外，围绝经期失眠的调养还有以下几个要点。

（1）了解围绝经期卫生保健知识，消除恐惧与疑虑，以乐观和积极的态度对待围绝经期。

（2）围绝经期妇女的家人，主要是其丈夫也要了解围绝经期卫生保健知识的，了解妇女围绝经期可能出现的症状，在女性一旦出现某些神经功能失调症状时，应给予关怀、安慰、鼓励和同情。

（3）围绝经期妇女最好半年至 1 年进行 1 次体格检查，包括妇科检查和身体检查，有选择地做内分泌检查，积极预防围绝经期综合征的发生，或减轻症状，缩短病程。

（4）绝经前行双侧卵巢切除术者，适时补充雌激素，症状较明显者应到医院妇科或（及）睡眠医学科进行诊治。

4. 治疗方法

相关研究表明，激素替代疗法能够改善围绝经期患者因潮热引起的夜间觉醒症状，减少觉醒的持续时间，从而在一定程度内有效地改善围绝经期妇女的睡眠质量。有研究发现，对于较为轻微的围绝经期睡眠障碍患者，用睡眠知识科普教育或认知行为疗法等非药物治疗手段可以取得较好疗效。使用镇静催眠药物治疗存在药物耐受性、药物依赖性和成瘾性、肝肾损害、神经系统损害、呼吸抑制、戒断症状、反跳性失眠等不良反应。长期使用雌激素替代治疗则易增加子宫肌瘤、乳腺癌、子宫内膜癌、卵巢癌等疾病的发病风险。认知—行为疗法治疗时间长，起效慢，患者不易接受，且限于我国医疗条件较难推广。

中医在围绝经期失眠的治疗中，具有整体论治，心身兼顾的特点。中医复方具有多层次、多靶位点药理学作用，在失眠的治疗中，能够全面调整人体气血阴阳，因此，当睡眠正常后，人体的功能自然会全面恢复，具有明显优势。

二、行为活动

"劳"是人的多种行为活动的泛称。过劳有两种情况，一为劳力太过，二为劳神太过。劳力指形体劳作，体力消耗太过，其中也包括房劳，即性行为无节制。适当的劳作，有利于充分夜寐。但体力上疲劳太过，易伤筋耗气，导致气虚。脾主肌肉、四肢，系气血生化之源，劳伤脾。《黄帝内经》云："劳则气耗。"气血耗伤，心脾两虚，则发不寐（失眠）。劳神太过，脑力劳动的强度或持续时间超出限度，则会引起精神疲劳。心为神明之府，血为精神心理活动的物质基础，劳神太多，心伤血虚，多可发为心悸不寐。还有一部分人群，除了学习工作的压力之外，易多思忧虑，思虑伤脾，心脾亏耗，气血两伤，也会发为不寐（失眠），表现为多梦易醒，心悸健忘，食少神疲。

"逸"指安闲，懒散的行为状态。这种状态多出现于退休人群中，这些职场上勤快惯了的人们，骤然进入无所事事、安逸静息的状态，是生活状态的剧烈改变。生活节奏和作息出现骤变，夜间安寝也就得不到保障，容易出现或加重睡眠障碍。应多鼓励退休人员参加力所能及的活动（包括被动的劳动和主动的运动），有助于改善睡眠质量，经常适度用脑，有助于大脑保持一定的紧张度，减缓衰老，保证合理的作息时间。

三、性格情绪

一个人的性格和情绪直接影响着睡眠，影响性格和情绪因素还是较为复杂的。

人之初，性本善还是本恶历来争论不休。其实人作为动物，本来就具有所有动物的共性特征，一出生首先具有的是动物的原始本能，生存是第一要务。因此，既有善的一面，也有恶的一面，文明是后天教化和可持续发展的需要。新生儿是一张白纸，最多只有性急和性缓、灵敏和迟缓的差别。"近朱者赤近墨者黑"，在后天的发展中善和恶的增长因内外因素而有不同的发展方向。一个人的世界观是由人生经历过程中对其产生过影响的社会关系的总和。一个人的方法论是在经历过程中靠觉悟智慧和有效学习（改变了认知和行为的学习）不断总结提高的。一个人成功的最关键因素是思维模式而不只是智商的差异。

也可以将每个人一生从不同角度来看，有三个维度。

长度：即是寿命（生物属性）。

高度：为事业的辉煌或影响度（社会属性）。

宽度：就是幸福指数（心理属性）。

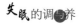

前两个是明摆着的，而宽度是只有自己体悟的，这才是人生最重要的内容。古人的修身、齐家、治国、平天下，是以此为基础，从而穷则独善其身，达则兼济天下。没有良好的心态和对主客观世界的正确认识，是做不成大事的，自己很受伤，结果也不尽如人意。因此，只有两个办法：一是不断努力去实现既定目标；一是根据客观条件不断丢掉一些幻想，轻松上路才前进得更快！

人性的弱点：自私、贪婪、懒惰。能耐的高下就在于克制这些私心杂念的能力。心理健康的人并不是他们没有问题，而是他们能采取有效的方式去解决问题，尽量使自己的决定和自己的价值观吻合，这是心理健康的宗旨。人的心灵管理员和清洁工就是你自己。别人可以提供工具，介绍方法，但无法替你去做。

人处在社会上，如果是高端人士（所谓的优秀人群），竞争压力大；而处在社会底层（所谓的老百姓），生活压力大。世界上一切喜欢的都想要，可得到的总是和希望的有距离，距离越大就越难过。

人的一生存在哪几种状态和结局？从内外来分，就有主观认识和客观评价。主观认识有知足、不知足、纠结，客观评价有辉煌、平庸、大起大落等。结局在后人的评说中有流芳百世的，有遗臭万年的，有存在争议的，但绝大多数都很平常。

幸福快乐之花，只有生长在积极乐观的世界观沃土上，才能炫丽长久。许多失眠者会强调自己压力大而失眠，这些压力大多就是来源于世界观、期望目标值与客观现实之间的差距。如果能缩短这个主客观之间差距（设法改变客观现状或降低主观期望值），压力自然就减轻了，心态平和了，睡眠就随之就正常了。因此，修身养性是每个人毕生的功课。

失眠与心理、性格直接相关，许多失眠者的性格中具有过度认真，追求完美的特质，必然会多虑、易纠结。

追根溯源所有学科的上游，最顶端的学科是哲学。哲学就是世界观和方法论的领域，世界观决定人的格局定位，也就是"知"；方法论决定人的能力大小，也就是"行"。一个人来到世间就是做人（德）和做事（能），人与人的差别归根结底就是这两个方面的差别。

四、宗教文化背景

中华文化具有多元性，其中儒释道三家的文化元素潜移默化地或多或少融汇到绝大多数中国人的世界观中。

儒家——拿得起。主要讲的是人如何对待社会，即处理人与人之间的关系，按照"天地君亲师"尊敬顺序和"礼义仁智信"的道德规范做人。

释家——放得下。主要讲的是人内心的平衡和坦然，戒除贪嗔痴慢疑。欲望减少了，是非和烦恼就减少了。

道家——想得开。主要讲的是人与大自然相处的规律问题，道法自然，顺应就和谐。

儒家偏重伦理，求流芳百世，光宗耀祖，主张操守。道家偏重生理，求长生不老，主张修炼。佛家偏重心理，志求解脱，主张参悟。传统国人"以儒治世，以道治身，以佛治心"。在世界观方面，就是要解决人与自然、人与社会（即人与人）、人体内心的关系和谐问题。

可以认为儒家是治国的，道家是治身的，佛家是治心的。因此，有人说：人得意时是个儒家，失意时是个道家，到了绝望的时候就成了佛家。

大部分中国人现在的世界观中这几种理念或多或少，或有所偏重都有存在，随着社会的发展和与外界的交流，又加进去了科学的理念与方法，发达地区（如西方欧美）的许多普世观念，形成一种多元化的实用主义的普世世界观。

这些文化的多元性和矛盾性，常常引发人的心理冲突，影响了每个人的思维方式，纠结、困惑而致多虑、抑郁、焦虑，并且常常以失眠作为了主要的表现。因此，许多失眠者的成因，追根求源还是与其文化和世界观有关，这些问题没解决，就不可能从根本上摆脱失眠困扰。

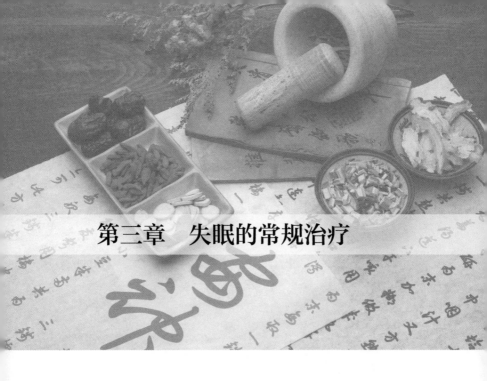

第三章　失眠的常规治疗

对失眠的防治主要有非药物疗法和药物疗法，多数人不知道药物治疗以外的治疗方法。失眠作为一个世界性的问题，各国在防治措施上各有其特点。在美国，有5000多家睡眠指导中心为失眠患者提供医疗帮助；在印度，修炼瑜伽被认为是治疗失眠的好方法。

我国普通人群对失眠采取的对策如下：服安眠药33.4%，少喝茶、咖啡32.9%，主动就诊22.3%，喝中药14.5%，喝酒13.1%。总体治疗满意度为45.9%。许多存在认识误区和采用的防治方法欠妥当。

我国目前的认知心理疗法与药物疗法往往能帮助病人

取得部分疗效，但由于睡眠与觉醒的机制未明确，患者对镇静催眠药物其肝肾毒性与依赖性等不良反应带有恐惧，因此患者常求诊于中医。运用中医中药防治失眠是中国一大特色。中医药在该领域从基础理论到临床实践均积累了丰富的经验，值得推广。

面对失眠的困扰，关键要从三方面入手：①寻找并消除导致失眠的原因。②正确对待失眠，纠正认知误区和不良习惯。③失眠比较严重，其他改进还不能改善的情况下，适当地配合药物和非药物治疗。

失眠患者的疗效常呈现出不同转归：①成因明确，很快或逐渐被解除——完全治愈。如一些外部成因（时差、节律、饮食、环境等）、疾病、药物、特别的时期、认知行为误区已消除。②虽成因明确，但根深蒂固，主、客观解除力量不足，需长期依赖助眠药物。如性格、难治疾病、主观上不认可也不改进的认知行为误区等。③平时睡眠能力稍差，睡眠轻微不足，但影响不大；有主客观因素干扰时失眠复发，需借助外力如服药等方法才能勉强克服失眠，因此时轻时重。

第一节
失眠的非药物疗法

一、认知行为疗法

失眠管理指南的一个重要推荐是，所有成年慢性失眠患者均应首先接受失眠认知行为治疗（CBT-I）作为初始治疗；对于单独使用 CBT-I 治疗无效的成年慢性失眠患者，再由医生及患者共同商讨决定是否采用药物治疗。CBT-I 应作为成人慢性失眠的一线治疗。

正确对待失眠，纠正认知误区和影响行为是失眠者的治本之法。

（一）常见的认知误区及改进方法

1. 对睡眠时间要求过高

有的人认为睡眠越多越有益于健康。这类人往往做事认真，追求完美，把自己睡眠的目标值定到超过了自身所能达到的程度。错误的认知还包括认为每晚一定要睡足 8 个小时，否则就会影响身体健康；羡慕别人睡得香甜，而对自己的睡眠十分不满。

改进方法：认识到睡眠时间因人而异，只要能恢复精力就是正常的睡眠，不必太计较自己到底睡了几个小时。有些人的睡眠时间虽然长期低于建议睡眠时长，但他们却拥有更高质量的睡眠。这是因为睡眠质量与深睡眠时间直接相关。睡眠的时间越长，深睡眠的比例越小。衡量睡眠是否充足的一个标准就是看第二天你是否感觉很清醒、精力充沛。

实际上，人的睡眠真正 4 ~ 6 个小时就够了，就像每餐吃到六七分饱也是可以的。还要考虑到个体睡眠时间的差异性。有的人睡眠时间少（每天 3 ~ 5 小时）也很正常，总之只要能保持精神清爽就行了。对睡眠时间如果要求过高，每一次都要睡足 8 小时，就会自己给自己背上思想包袱。"努力"睡觉的结果反而更糟，就像勉强要求考试都得满分一样，目标过高反而不能发挥应有的水平，适度减压更能正常发挥，睡眠也是这个道理。

2. 对睡眠质量要求过高

这类人常认为："我已经好几个月都没睡觉了。"甚至还有人自认为从未睡着，但从生理角度判断这是不可能的。这类人有着严重的睡眠评估障碍，对自己的睡眠状况过于低估，客观的睡眠状态与主观意识之间差距较大。他们往往因为得不到"完美"的睡眠，将失眠"妖魔化"，结果越"认真"就越失眠。

改进方法：失眠者能认识到自己对睡眠的误解并放下了"完美"睡眠的包袱，问题就解决了。如果做一个睡眠监测就会发现，许多失眠患者常在白天或躺在床上时都有浅睡，只是对其不满意而已。如果真的从未睡眠，那不是神仙就是妖精了。

3. 对失眠产生恐惧

许多人都有过因客观或主观因素而短暂失眠的经历，原因一解除睡眠就能恢复常态。如果因过分关注睡眠，对睡不好觉感到恐惧，睡前精神紧张，即使原因已解除也会进一步发展成慢性失眠。有的人因为承受长期的失眠折磨，往往产生极为复杂的心理活动，对其格外敏感、格外关心。向医护人员寻根问底，翻阅书籍，上网查询，企图找到灵丹妙药，仍然无济于事，一到睡觉时间就担心睡不着，感到紧张、害怕，产生了"失眠期待性焦虑"。或是为了让自己快入睡，想尽办法，一到晚上，各种方法轮番上阵，折腾不休的结果反而事与愿违。患病的"患"字就是心被串起提着，把提起来的心放下去，病就能好得更快。

改进方法：与其各种方法把自己折腾得够呛都不见效，不如"不作为"。顺其自然，让绷得很紧的神经放松一下，睡多睡少不再计较，不去折腾。另外，对于容易失眠的人来说，应在有睡意的时候才上床，早早上床的结果往往是"欲速则不达"，只会加重心理压力。

4. 将失眠的不良影响扩大化

有的患者扩大了失眠对生理和心理功能方面的影响，认为失眠会给身体带来持久实质性伤害。年轻患者担心自己的记忆力受损，年轻女患者担心失眠损害容貌，还有人担心长期失眠会导致精神分裂症，上了年纪的患者则担心失眠会引发心脏病或消化系统疾病等。有的人还把白天的负性情绪如焦虑、易怒等归咎于失眠的影响。如认为和同事矛盾、挨领导批评、很多事情没有做好，就是因为昨晚没有睡好，昨晚没有睡好就怨隔壁邻居家动静大，跟邻居争吵闹矛盾，又带来坏情绪，形成一个连锁反应。把白天的焦虑、易怒、忧郁等都归咎于失眠的影响，结果对睡眠产生恐惧，一到晚上或一上床就紧张，越紧张越睡不着，形成恶性循环。有时候过分关注机体感受，过分计较病情变化，一旦收到消极暗示，就迅速出现抑郁心境，甚至还会产生悲观厌世之感，对失眠的恐惧程度大于睡眠正常者。

改进方法：过分关注不如减轻对睡眠的关注。

5. 梦多就是没睡好

许多人说做梦太多影响休息，甚至是整夜都在做梦，中间醒来上个厕所再睡又接着刚才的梦继续做，如同"电视连续梦"一样，白天很累没精神。

改进方法：缩短睡眠时间，梦就减少了，睡眠质量就能得到提高。其实睡眠"任务"的完成时间多少因人而异，睡眠"任务"又急又重时来不及做梦；不够急重时，在快速动眼期，虽然意识仍不清，但部分思维已开始起作用，睡眠时间越长梦就越多，这就是人们常说的"夜长梦多"。有人不理解为什么缩短时间能提高睡眠质量。这是因为睡眠"任务"被过长的睡眠给"稀释"了，表现为梦多，睡眠时间越长质量越差，越睡越梦多就越累，压缩睡眠时间后，没有多余时间来做梦，就提高了睡眠质量。

6. 老年人睡眠少

老年人体力和脑力活动较少，由于"见多识广"，很多情况"见怪不怪"，新奇感较少，兴奋的高度和持续时间不够，睡眠的需要量也相对较少，老年人一般夜间睡眠只有

5～6 小时。但并不能说老年人睡眠少，因为老年人常在白天有浅睡（打盹）。我们可以看到正在看报、看电视、听音乐的老年人渐渐低下了头，闭上了眼睛，有时还会打鼾、流口水，这就是浅睡。有的老人家白天经常打盹，晚上七、八点就睡了，于是睡到晚上不到一点就醒了。

改进方法：白天要增加活动内容和兴奋度，挤占和减少打盹犯困的时间。以便给晚上增加"睡眠任务"。打盹，就像吃零食，吃得多了，吃正餐就没有胃口。如果减少打盹做不到，那就晚上睡少点不烦躁也行，总不能白天睡得不少，晚上还想多睡，那就睡得太多了。

7. 对失眠错误归因

有的人认为失眠主要是外界环境影响自己所致。常抱怨周围太吵，同住者打呼噜等。有的甚至会因此搞得人际关系不良。

改进方法：如果改变不了外在的客观因素，就只能改变自己的主观态度。不良环境也是对人的磨炼，适应恶劣环境对自己也是一种锻炼。

8. 心思过重

《素问·举痛论》说："怒则气上，喜则气缓，悲则气消，恐则气下，思则气结"。七情过极，可致魂不守舍，神不安宁，难以成寐。人的希望越多越高就越难以实现，压力过大，产生贪嗔痴慢疑、怨恨恼怒烦。各种羡慕嫉妒恨、郁闷纠结乱的情绪导致睡眠时内心难以平静而无法入眠。也有些人即便睡了一段时间，内心的纠结在潜意识中又浮现出来，导致早醒。

改进方法：如果心思过重，背的包袱就多了、重了，这时就要减少一些目标，降低一些标准就轻松得多，退一步海阔天空。中医认为，喜怒忧思悲恐惊是疾病产生的内在因素。修身养性是每个人终生必修课，人无远虑必有近忧，都是在各种磨难中前进。

9. 担心助眠药物依赖

有些人失眠较重，或近期遇到难以缓和的重大心理冲突，一时无法平静心情，失眠严重到坚持不住了，仍不愿服用助眠药。因为他们觉得服用助眠药会形成依赖，或觉得"是药三分毒"，担心药物的副作用，这也是种认知误区。

改进方法：在失眠的危害大于药物的副作用时，"两害相权取其轻"，借助外力相助是明智之举。应认识到严重或突发变故导致的失眠，单靠自己已经应付不了了，只有药物

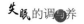

才能尽快解决问题。如同雇保姆一样，尽管保姆做的事自己也能做到，但没办法时也要雇。

10. 将失眠的因果关系搞反了

有的失眠患者认为是失眠导致了身心的不适，把生活中遇到的困难也归咎于失眠，这是一种错误的认识。

改进方法：正确对待失眠，找出并消除病因。

失眠当然会影响人的生理和心理情绪、工作生活等，但失眠也是生理、心理、睡眠节律和其他外部因素影响的"受害者"，是上述原因导致的结果，而不是肇事元凶。不存在无缘无故的失眠，只有找出引起失眠原因，将其消除或逐渐减轻，才是防治失眠的必由之路。

（二）常见的行为误区和改进方法

认知和行为都能纠正失眠，二者既有密切联系，又有所区别。然而行为方法不当反而会帮倒忙，常见的行为误区与纠正方法如下。

1. 过多方法折腾自己

很多失眠患者为了促进入睡，睡前刻意采取了一些方法，如数数、数羊、泡脚、喝牛奶等，过多"方法"不仅不助于入睡，反而会将本来就紧张的"睡眠神经"绷得更紧，不断地进行助眠活动，反倒是让人变得更清醒了。

改进方法：不作为，顺其自然更有助于"睡眠神经"的放松。睡前最重要的是放松心情，放空自己，刻意去追求不易实现的目标，反而由于心理暗示和频繁折腾，使大脑更容易兴奋而难以入眠。

2. 赖床

许多人认为睡眠时间越长越好，醒了以后，赖床不起，强迫自己再睡以延长睡眠时间；或以为没有睡好觉就不愿起床，想有个"回笼觉"来"补觉"。中医说"久卧伤气"，恋床不起易使四肢发沉，精神萎靡。如果这个"回笼觉"时间过长，也会影响当晚睡眠的质量。补得越多晚上就越难入眠，睡眠习惯和生物钟就乱了，不利于建立良好的睡眠节奏。单纯延长睡眠时间也对身体无益，会产生"越睡越累"的情况。

改进方法：即使晚上没睡好自然睡醒后也要及时起床，迁就的结果虽然暂时好过一些，但养成了不好的睡眠习惯，入睡变得越来越难，结果躺在床上的时间过多，衍生出许多疾病来。因此，不论睡得好不好，都要坚持按时作息，虽然当前很艰苦，但逐渐会向好的方面转变。

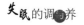

3. 睡前看电视剧、中长篇小说、刷微信

有很多人在床上看小说、电视剧、刷微信，由于内容太吸引人，导致难以停顿下来。这些行为持续时间一长，会引发眼睛、颈椎、腰椎的问题。

改进方法：睡前逐渐降低大脑兴奋度，将注意力从自己的事、烦心或高兴的事转移到外界，转换到社会，可以看一些文摘，和各种零碎的"八卦"等，听听舒缓的音乐。尽量不要想今天、明天的具体事情。

4. 睡前畅言、过动

孔子说"寝不言"，指的是人躺在床上后，就不应当过多说话，尤其是谈些易引发联想、激动或悲伤的事。这是因为谈话引起的精神过度兴奋或抑郁均可影响睡眠。中医学认为，肺主声音，凡人卧下，肺即收敛，言谈过多，必伤肺气，扰乱心神，影响五脏，五脏躁而不安，则难以入睡。

改进方法：睡眠差的人（睡商低）在睡前要比别人多提前一些时间结束谈话（或通话），避免"卧谈"。讲话时既动脑也动口，比纯胡思乱想需要的大脑兴奋度、清晰度更高，不利于睡眠。

5. 频繁看表，计算时间

有些人对睡眠时间很在意，睡不着时频频看表，或一早醒来就看表，计算总共睡了多少时间。由于每个人的睡眠时间各不相同，还有主观和客观的误差（实际上处在睡眠状态而主观上认为并未睡着因此计算的睡眠时间有所误差），计算出的睡眠时间往往与自己的目标差距较大。于是越频繁计算睡眠时间越觉得睡不够，背上了思想"包袱"，加重了失眠负担和白天的不适感。

改进方法：几点睡几点起有定时，可看表；中间不管是否睡、何时醒都不看表。几点去睡几点起床有一个相对固定的时间，有利于睡眠节律和生物钟的建立。中间不去看表顺其自然，就不会去计算睡眠时间。

6. 频如厕，辗转反侧

有的人因为入睡难而焦躁不宁，总觉得有尿会影响睡眠，想通过把尿排干净帮助入睡；也有的人不断变换睡眠姿势，为找到自认为舒适的睡姿而辗转反侧，往往效果适得其反，越折腾越难眠。

改进方法：用焦躁的心态来制约焦躁，往往越"制"越焦躁，不如"以静制动"，减少如厕、减少辗转，静下心来，放松身心才有利于睡眠。

7. 喝酒助眠

有的人通过喝酒的方式助眠。酒精是最古老、最广泛的助眠剂，许多人习惯于晚上喝上一杯，但这也许意味着整晚的麻烦。喝酒助眠虽入睡较快，但易醒，白天状态不佳。因为喝酒量小了起的是兴奋作用，量大了才是抑制。不同的酒量对睡眠的影响是不一样的。喝的量少没感觉，反而兴奋，再加上饮酒时谈兴浓，会使人兴奋失眠；中量饮酒会使小脑功能失控，醉酒时说话不清、拿杯走路不稳、好斗易发生危险；饮酒过量时大脑就挺不住了，昏昏沉沉容易入睡，但也容易早醒，早醒后难以续睡，并且过量饮酒次日有宿醉，还是没精神。烈性酒燥热、饮后口干而早醒，啤酒饮后尿多频繁如厕，睡眠时间支离破碎，使身体得不到深层次的休息，因此睡眠质量不高。此外，长期大量饮酒容易导致脂肪肝、肝功能异常等病症。

改进方法：逐渐改变靠喝酒助眠的习惯，不能入睡可用其他方法替代，如使用助眠药就比饮酒更好。

二、其他非药物疗法

1. 睡眠卫生指导

建立良好的睡眠环境，安静、避强光等。如果有失眠症状要理性对待，改变一些非有益的睡眠习惯和负面的暗示行为（如数数、频繁看钟表），每天准时睡眠和起床，睡眠时心情平和，做到"先睡心，后睡眼"。建立良好的睡前习惯，如下午和晚上不喝茶和各种兴奋性饮料，不抽烟，不看精彩刺激的影视和文艺作品，上床前半小时停止脑力活动。

2. 限时睡眠疗法

缩短在床上的时间，养成一到床上就想睡觉的条件反射，使在床上呆的时间尽量接近所需睡眠时间，不要躺在床上等睡着。

失眠者要养成有睡意时才上床睡觉的习惯，千万不可早早上床等待，以免形成恶性循环。上床后，如果感到脑子特别清醒毫无睡意，也可以起床工作，直至感到有些倦意时，再关灯上床。入睡后，如果中途醒来，不要睁开眼睛，轻轻地翻个身再睡，不要开灯看表。要保证到点一定起床，即使是被叫醒的，或当时仍感到昏昏欲睡，或当晚你只睡了

三、四个小时也要起来。中午做些轻度体力劳动或者打打球。白天如果感到头昏或倦怠时，可用温水洗脸冲头，但不要睡觉。在你入睡前，抛开清醒时的一切烦恼。

研究发现即便是儿童也发现重复一些活动，如每晚的祈祷或读故事书更容易使人入睡。

因此失眠者可以建立适合自己的"睡眠仪式"：依据个人喜好或繁或简，可以是轻轻的舒展身体来松弛肌肉或冲个热水澡，也可以是听听音乐或者翻翻不具恐怖色彩或引发联想的书报。但是不管选择哪种方式，请坚持每晚做同一件事，直至其成为夜间休息的暗示。

3. 时相时间疗法

时相时间疗法适用于睡眠时相延迟综合征患者。这类患者不能按照环境的要求和其他人保持一致，入睡晚和起床晚，晚上该睡睡不着，早上该起起不来，"夜猫子"是其主要特点。纠正方法是每日将睡眠时间提前3小时，直到睡眠—觉醒时间符合一般社会习俗，这大概需1周左右时间。白天打盹可能会导致夜晚睡眠时间被"剥夺"，因此白天的睡眠时间严格控制在1个小时以内，且不能在下午3点后睡觉，把主要的睡眠任务归还给晚上。同理，老年人的早睡早醒也属于睡眠时相提前综合征，也可以通过推迟上床睡眠的时间来纠正。

4. 光疗

光疗可促进松果体分泌褪黑素，调节人体昼夜节律起搏器（生物钟），用于治疗睡眠时相延迟或提前综合征，使睡眠—觉醒节律同步化、正常化。

5. 放松练习

夜间预期性焦虑是造成失眠的重要原因之一，放松练习以减少精神和躯体的紧张来治疗失眠，如瑜伽、气功等，还可以尝试以下方法。

临卧浴足

对于大部分人来说，睡前泡脚会有助于睡眠，这也是中国历代养生家的经验之一。此方法可以促进局部血液循环，消除疲劳，改善睡眠。很多人认为温度越高越好，但太高的水温不仅不会助眠，还会烫伤皮肤，得不偿失。建议控制好水温，时间以10分钟内为宜，连洗带泡，边洗边揉，浴后擦干，免留湿迹。如果全身过热，要等热退汗落后再去睡，避免兴奋和汗多影响安睡。

手搓涌泉

中医养生方法提倡"足心宜常擦"，足心，指属肾经的涌泉穴。目的是交通心肾，镇静安神，疏肝明目。具体方法是用拇指关节背面或拇指尖在足底涌泉穴反复旋转摩擦，或用有弹性的按摩锤轻轻叩击，以热为度。

揉捻耳垂

用双手拇指和食指捏住双侧耳垂部位，轻轻揉捻，揉捻时有酸胀的感觉，约两分钟。肾开窍于耳，揉按耳垂目的在于补肾健脑，宁心安神，可使人更易入睡，睡眠更安稳。

梳理头发

头为诸阳之会，手足阳经皆上注于头面，梳理头发，可益智安神，疏通经络，协调阴阳，梳头还可流通气血，"发宜多梳"，可促进睡眠。

6. 心理治疗

以教育式心理治疗为主，并与心理咨询同时进行，也可配合较长时间的生物反馈治疗。主要适用于以情绪因素为主的疾病，如神经衰弱、癔症、心因性抑郁症和焦虑状态等。包括耐心倾听病人的倾诉，对病人讲清睡眠与失眠的基本知识，帮助病人纠正对失眠的错误认识，从而消除恐惧心理，努力转移病人对失眠的关注，鼓励其多参加文娱、体育活动，寻找新的精神寄托和兴奋点，保持愉快心情。上床后，把肢体摆在你认为最舒适的位置上，双眼半闭，轻轻地呼吸，让全身肌肉放松，或者使自己轻轻地打呵欠，此时再想象一个十分寂静的环境，这样，不久你就会慢慢地进入梦乡。

心理支持疗法：失眠的危害不仅是失眠本身，还包括病人对失眠的恐惧、担忧，因而消除病人对失眠的焦虑和恐惧至关重要。通过心理支持疗法，可以缓解患者悲观、失望、焦虑等情绪。包括耐心倾听病人的倾诉，纠正对失眠的错误认识，有助于消除恐惧心理；鼓励其多参加文娱、体育活动，寻找新的精神寄托，有助于转移病人对失眠的关注，保持愉快心情；改变一些非功能性的睡眠习惯和带有消极情绪的暗示行为，有助于理性对待失眠，重建睡眠信心。

7. 饮食疗法

睡前不宜太饱或太饿。太饱胃肠要"加班"，太饿"心慌"难平静。晚饭可适当吃些含纤维的水果和蔬菜，如桃子、苹果、玉米、笋干、芹菜、藕等，有利于消化及清肠。小肠和心相表里，肠清则心火不旺。也可吃补肾阴的龟、鳖等，以达滋阴降火、水火相济、心肾交通的目的。晚餐可以

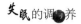

吃些远志枣仁粥，有宁心安神、健脑益智之功效，可缓解老年人血虚所致的惊悸、失眠、健忘等。

8. 运动疗法

参加适度的体能锻炼，如跑步、游泳、爬山、球类运动或适度的劳动也有助于睡眠。锻炼有利于阴阳气血平衡，运动对能量的消耗可促使大脑休息，有助于晚上入睡，同时能转移注意力，有助于更快地摆脱烦恼，锻炼还能把白天的日程安排得更加紧凑，做到满负荷工作或学习，疲累一天后便于晚上入睡。总之，运动可养成弛张有度的生活习惯，形成合理的人体生物钟。

非药物疗法还包括音乐疗法、物理疗法、针灸疗法等。

第二节
失眠的药物疗法

提起"安眠药"真让人"又爱又恨"。许多较严重的失眠患者不吃药睡不着觉，吃了虽能睡，但害怕有副作用，怕影响记忆力，怕有依赖，怕伤肝，怕没精神，怕跌倒等。许多失眠患者本身就存在多虑性格，顾忌太多，往往拒绝服药，其他方法一时还不能达到目的，又挺不住，用和不用真的很纠结。因此，在选择治疗失眠的药物时，既要考虑能有效地缓解失眠，又要在医师的指导下，评估利害得失，尽量不用，该用则用。

这里就需要权衡用"安眠药"的利与弊。一部分人的失眠较重，或近期遇到难以应对的重大心理冲突，一时难以平静心情，失眠严重到坚持不住了，单靠自己一时难以应对，如果不用药比用药的伤害更多时，还是要借助药物的相助。虽说"是药三分毒"，在失眠的危害大于药物的不良影响时，如其"前怕狼后怕虎"，"两害相权取其轻"，不如只怕狼或只怕虎。如果不用药尚能"得过且过"就不用药；若自己感到"撑不住"就可以用。药物本身就是给需要的人用的。只要使用较为合理合算就可以用，这时借助外力相助是明智之举。如同雇保姆一样，保姆尽管有诸多"毛病"，但没办法时也要雇。

药物治疗一般原则：首先去除病因和对症治疗，即疼痛者止痛、咳嗽者止咳、喘息者平喘、瘙痒者止痒等。没有或一时难以搞清病因的慢性失眠患者，或失眠较重用认知行为疗法和其他法仍难以达到睡眠效应者，可按照"按需、足量、间断"的用药原则，选择应用适合本人情况的镇静催眠药。

虽然最早使用助眠药的时间距今大约有 100 多年，至今仍缺少一种完全符合理想的助眠药要求的药物。理想助眠药的标准为有效而安全，吸收快、显效快，无白天残留作用，无成瘾和依赖，不打乱非快速眼球运动和快速眼球运动这两个睡眠时相规律。20 世纪 60 年代以前，巴比妥类及非巴比妥类药物占安眠药处方的 55%。这些药物服用后，第二天清晨患者会有明显疲倦、思睡等副反应，因此现在已很少使用。

从 20 世纪 60 年代起，苯二氮䓬类（BZS）和非苯二氮䓬类由于较巴比妥类副作用小，疗效明显而逐渐替代了巴比妥类及非巴比妥类药物。这也是目前临床上治疗失眠使用最多的两类镇静催眠药。70 年代巴比妥类等药占助眠药处方的 17%；90 年代初 BZS 用量高达 73%。90 年代末第三代助眠药的发展为非 BZS 类。近年发现松果体分泌的褪黑素对生物钟和昼夜节律也能发挥重要作用，临床上常使用外源性褪黑素来调整睡眠节律失调性睡眠障碍。此外，还应注意的是许多失眠为抑郁所导致，应配合抗抑郁治疗。

一、药物种类 *

现在常用的"助眠药"分为非处方药和处方药。

需要说明的是现在常用的所谓"助眠药"医学上称为"镇静催眠药"与以前的所谓"安眠药（主要是巴比妥类）"不同，巴比妥类易产生耐药性和依赖性，且中剂量可抑制呼吸，大剂量会致人死亡，故现在很少用于治疗失眠。以前有些人用"安眠药"自杀，现在这种可能性不大了，因为不是同一类药物，副作用少多了。失眠继发于或伴发于其他疾病时，应同时治疗原发或伴发疾病，不论是否进行药物治疗，首先帮助患者建立健康的睡眠习惯。开始治疗后应监测并评估患者的治疗反应。如终止治疗将影响患者的生活质量或其他治疗不能有效缓解症状时应维持治疗。

助眠药只是治标的"镇压"办法，真正的好办法是找出引起失眠的原因，消除或逐渐减轻才是治本之法。

1. 非处方药

（1）褪黑素类：褪黑素作用于下丘脑的视交叉上核，激活褪黑素受体，从而调节睡眠、觉醒周期，可以改善时差变

---

* 药物种类参照有关的专家共识和指南编写。

化引起的失眠、睡眠时相延迟和昼夜节律失调引起的失眠，但不作为常规用药。常用褪黑素受体激动剂如雷美替胺。

（2）抗组胺类：如马来酸氯苯那敏（扑尔敏）、赛庚啶等，虽为抗过敏药，也有轻度助眠作用。许多感冒药中含有此成分，因此，服用抗过敏、治感冒的很多药在说明书中写着"服药期间不得驾驶机、车、船、从事高空作业、机械作业及操作精密仪器"。

2. 处方药

一种理想的助眠药应该是有效、安全、吸收快、显效快、白天无残留作用、无成瘾性和依赖性。从20世纪60年代起，苯二氮䓬类（BZDs）和非苯二氮䓬类（NBZDs），是目前临床上治疗失眠使用最多的两类镇静催眠药。

（1）苯二氮䓬类：抗焦虑类促眠药常用的有短效的咪达唑仑、三唑仑等；中效的阿普唑仑（佳静安定）、艾司唑仑（舒乐安定），劳拉西泮、奥沙西泮等；长效有硝西泮、氟基安定、氯硝西泮（氯硝基安定）等。对焦虑性失眠患者的疗效较好。可增加总睡眠时间，缩短入睡潜伏期，减少夜间觉醒频率，但可显著减少慢波睡眠，导致睡后精力恢复情况不佳。最常见的不良反应包括头晕、口干、食欲缺乏、便秘、谵妄、遗忘、跌倒、潜在的依赖性、次日残留的镇静作用、恶化慢性阻塞性肺疾病和阻塞性睡眠呼吸暂停综合征症状，这类药物突然停药有可能引起的戒断综合征。

（2）非苯二氮䓬类：主要是半衰期短的镇静类催眠药，常用的有唑吡坦（思诺思）、佐匹克隆、右佐匹克隆、扎来普隆、美乐托宁。对正常睡眠结构破坏较少，可以缩短客观和主观睡眠潜伏期。

研究表明该类药物有明显的镇静作用，并具有轻微的抗焦虑、肌肉松弛和抗惊厥作用。半衰期短（2.4~6小时）而无所谓的"后放作用"，具有不易形成依赖等优点。该类药物能使人很快入睡，适合于入睡困难者。其机制是由于其选择性拮抗大分子受体复合体的活性，从而调节氯通道的开放，抑制来自大脑的兴奋，最终帮助入睡。该类药物可加重呼吸抑制，因此禁用于睡眠呼吸暂停患者。

上述两类是现今应用最广的助眠药物，但均具有不同程度的依赖性和耐药性，作用效果开始时明显，以后减弱，长期应用易形成耐药和依赖。

对于需要长期药物治疗的患者从安全性角度考虑，提倡间断用药，和"按需用药"。当患者感觉能够自我控制睡眠时，可考虑逐渐停药。

（3）其他具有助眠作用的药物，如抗抑郁剂（曲唑酮、米氮平、氟伏沙明、多塞平），尤其适用于伴有抑郁和（或）焦虑症的失眠患者；处方药如抗癫痫药、抗精神病药不作为首选药物使用，仅适用于某些特殊情况和人群。一些非处方药和中草药也用于失眠的治疗，包括食欲肽受体拮抗剂和炒酸枣仁等。

3. 应用镇静催眠药物的注意事项

（1）确定药品适应证和禁忌证。如催眠药物可导致睡眠中低氧血症，阻塞性睡眠呼吸暂停综合征患者禁用；避免与中枢抑制剂合用；儿童慎用；哺乳期妇女和孕妇忌用。

（2）用药剂量个体化。

（3）使用最小有效剂量，短期处方或间断用药，有效后应逐渐减量或停药，以减少复发和可能的戒断反应。

（4）因药物松弛肌肉作用起效快，故用药后应立即上床。

（5）了解患者的用药史，有利于正确选择药物。

（6）注意处于药物半衰期期间对从事机械、驾车人员潜在的危险。

（7）应及时评估疗效，以免产生依赖性和耐受性。

（8）注意药物的毒副作用，尤其是肝肾功能减退的患者。

（9）注意抑郁症患者自杀的危险。

二、用药的原则和方法

1. 间断治疗与按需用药

对于需要长期药物治疗的患者从安全性角度考虑，提倡间断用药，但相关研究甚少，且推荐剂量各异，目前尚无成熟的间断治疗模式，可推荐进行"按需用药"。"按需用药"的原则，即根据患者白天的工作情况和夜间的睡眠需求考虑使用短半衰期镇静催眠药物，强调镇静催眠药物可在症状出现的晚上使用，待症状稳定后不推荐每天晚上用（间歇性或非连续）。

有临床证据的能按需使用镇静催眠药物的具体策略如下。

（1）预期入睡困难时，于上床前15分钟服用。

（2）根据夜间睡眠的需求使用，上床30分钟不能入睡时服用。

（3）通常起床时间前 5 小时醒来（夜间）无法再次入睡时服用。

（4）根据白天活动的需求使用。

2. 终止药物治疗的指征

当患者感觉能够自我控制睡眠时，可考虑逐渐停药。停药应有步骤，需要数周至数月时间。常用的减量方法为逐步减少夜间用药量。

3. 药物治疗调整

换药指征：推荐治疗剂量无效；对药物产生耐受性或严重不良反应；与正在使用的其他药物发生相互作用；长期使用（>6 个月）导致减药或停药困难；有药物成瘾史的患者。

（1）换药方法：如果首选药物治疗无效或无法遵医嘱服药，可更换为另一种短、中效的 BzRAs 或者褪黑素受体激动剂。需逐渐减少原有药物剂量，同时开始给予另一种药物，并逐渐加量，在 2 周左右完成换药过程。

（2）常用减量方法：逐步减少睡前药量和（或）变更连续治疗为间歇治疗。

4. 终止药物治疗

（1）停药指征：患者感觉能够自我控制睡眠时，考虑逐渐减量、停药；如失眠与其他疾病（如抑郁症）或生活事件相关，当病因去除后，也应考虑减量、停药。

（2）停药原则：避免突然中止药物治疗，应逐步减量、停药以减少失眠反弹，有时减量过程需要数周至数个月。

三、特殊人群失眠症的特点及诊治

（一）妊娠期妇女

1. 妊娠期失眠流行病学

妊娠期失眠发生率为 52%~62%。引起失眠的相关因素有骨盆痛、腰痛和排尿次数增加，适应困难、呕吐和焦虑也可能导致失眠。

2. 妊娠期失眠的药物治疗

目前，广泛接受的妊娠期药物安全性国际分类有 3 种，分别是 FDA、澳大利亚药品评估委员会（ADEC）和瑞典药品目录（FASS）Ⅲ 1 的妊娠期药物安全性分级，分级标准为 A、B、C、D、X。为了避免潜在的致畸作用，临床医师可以考虑使用非药物治疗失眠，如 CBTI、运动或冥想。

用药原则

在妊娠期合并失眠患者使用催眠药物的治疗过程中，临床医师应该注意以下几点。

（1）尽量缩短治疗疗程，以控制症状为主；尽量采用单药治疗，避免联合用药；尽量采用小剂量给药；尽量采用更安全的药物。

（2）原则上 NBZDs 较 BZDs 安全，避免使用 SSRIs 和抗组胺药物。

（3）药物治疗需权衡利弊，可结合非药物治疗，如CBTI。

治疗失眠药物的安全等级

常见的催眠药物在 FDA 和 ADEC 的妊娠安全等级如下。

（1）BZDs（FDA 妊娠安全性分级为 D）：BZDs 能透过胎盘，具有在胚胎（胎儿）内累积的潜力，可能造成不良影响。文献资料显示 BZDs 不会造成重大畸形，但可能会增加早产、低出生体重和小于胎龄儿的发生率，妊娠早期使用可增加低血糖风险，而妊娠晚期则可能增加呼吸相关疾病的风险。

（2）NBZDs（FDA 妊娠安全性分级为 C）：尽管唑吡坦、

右佐匹克隆和佐匹克隆的 FDA 分级均为 C 级，而唑吡坦在 ADEC 分级系统中为 B3，但就目前的临床数据而言，似乎佐匹克隆比唑吡坦相对更安全，右佐匹克隆在美国更被允许用于妊娠期妇女。

（3）抗抑郁药物：米氮平、曲唑酮和阿米替林的 FDA 妊娠安全性分级为 C。尽管 SSRIs 不会增加重大畸形风险，但会增加低体重和早产风险。在妊娠晚期，10% ~ 30% 的新生儿还会出现呼吸、运动、中枢神经系统或消化系统症状。BZDs 或 NBZDs 联合使用的抗抑郁药与不联用抗抑郁药相比，早产、新生儿低血糖和呼吸问题的风险增加。

（4）抗组胺类药物：苯海拉明（FDA 妊娠安全性分级为 B）：常被用于妊娠期的恶心、呕吐症状，也具有催眠的作用。临床资料没有发现其对胎儿和孕妇会造成不良后果，但实验样本量小，仍需权衡利弊。

（二）老年人

1. 老年人失眠流行病学

研究发现 42% 的 65 岁以上老人至少出现一种睡眠相关问题，其中 23% ~ 34% 有失眠症状，7% ~ 15% 有清晨醒后未恢复的感觉；睡眠相关主诉与呼吸道症状、躯体疾病、非处方药物、抑郁症状和自我健康感差有关。

2. 老年人失眠的治疗方法

临床上针对老年失眠患者，首选心理和行为干预治疗，其次考虑药物治疗。

（1）非药物治疗：在老年人的 CBTI 研究中，CBTI 使失眠很快得到解决，而且效果持续长达 2 年。循证证据仅证实其中的两种方法有效：睡眠限制—睡眠压缩治疗和多组分 CBTI。

（2）药物治疗：原则是减少服药种类，每天或 2 天 1 次，小剂量开始，注意调整剂量，充分了解所用药物的药理作用及相互作用。首选 NBZDs 以及结合非药物治疗。BZDs 虽然短期内能改善睡眠状况，但可能会增加痴呆的风险，且会增加跌倒风险，不建议作为老年人首选促眠药。

（三）儿童

【定义、诊断和分类】

定义

在睡眠时间安排符合该年龄儿童需求，且睡眠环境条件适合的情况下，儿童持续存在睡眠启动、睡眠持续或睡眠质量等问题，并导致儿童身心受损及整个家庭间关系破坏。

诊断

儿童失眠症首先要满足失眠症的总体诊断标准。与成人不同的是，儿童失眠症状通常由家长报告，反映了家长对儿童睡眠的主观认识。对于儿童，在临床实践和研究中较少使用"失眠症"一词，因此本节的"失眠"泛指"失眠症"和"失眠症状"。

分类

不同年龄儿童失眠的症状表现不同。儿童失眠主要是指就寝问题和夜醒，分别属于儿童行为失眠的两种类型：入睡行为限制不足型和睡眠启动相关型。儿童可同时存在以上两种类型的失眠，即混合型。

临床评估

儿童失眠的评估与成人相似，但需要注意儿童自身的特点。

（1）病史采集。应仔细询问儿童的病史，"BEARS"睡眠筛查工具有助于在临床门诊工作中系统地询问睡眠相关病史：就寝问题、过度嗜睡、夜醒、睡眠时间和规律以及睡眠呼吸障碍。

（2）神经心理发育和在校史。失眠儿童的神经心理发育

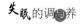

和在校史通常无特异性。值得注意的是，失眠儿童虽常伴有焦虑和抑郁等消极情绪，但学业成绩通常优异。儿童有时可能因过于关注失眠对学业成绩的影响而使症状加重。

（3）其他。家族史、情绪行为问题、体格检查、辅助检查、睡眠评估。

（4）标准化睡眠问卷（量表）。除了以上成人部分的量表可以使用外，适用于儿童的国内标准化问卷（量表）如下：儿童睡眠习惯问卷（CSHQ）和儿童睡眠紊乱量表（SDSC）0701。CSHQ适用于4~10岁儿童，SDSC适用于6~14岁儿童。婴幼儿阶段国内尚无标准化问卷，仅有的简明婴儿睡眠问卷（BISQ）可用于了解0~3岁婴幼儿的睡眠状况，但没有确立评分系统及划界值。

【干预策略】

行为治疗

行为治疗对儿童失眠的干预效果显著，应当作为首选方案。

（1）标准消退法。从安置儿童上床睡觉到早上起床，除了安全和健康方面的考虑，需要忽视儿童的不当行为（如哭闹、叫喊）；目标是通过撤去对不当行为的强化而使其减少或消失。

（2）渐进消退法。在预设的一段时间内先忽视儿童的睡前不当行为（哭闹、发脾气或反复要求），然后再简短察看儿童的状况；可使用渐变时间（如先 5 分钟，再 10 分钟）或固定时间（每隔 5 分钟）；与标准消退法一样，目标是培养儿童的自我安抚能力，使儿童能够不依赖外界的特定条件而学会独立入睡。

（3）良好睡前程序。帮助儿童建立一套固定顺序、愉快、安静的睡前程序，为睡眠做好准备；可以暂时性地推迟儿童的就寝时间，以便能在希望的时间内睡着，随后按照一定的时间表（如 15 分钟）逐渐将就寝时间提前；如果儿童不能在希望的时间内睡着，就让儿童起床，处于安静平和的环境下，待儿童想睡了再上床。

（4）定时提前唤醒。对儿童夜醒规律进行详细记录，然后在常规夜醒时间前 15～30 分钟，轻拍唤醒儿童，再让其重新入睡，从而使常规夜醒不再出现。应注意这一方法尽管被证明有效，但是父母接受度较低，且不适用于低龄儿童。

（5）父母教育（预防）。通过对家长进行宣传教育，预防睡眠问题的发生；这通常要与其他行为治疗技术结合使用。

（6）其他。如睡眠卫生习惯、认知重建、放松训练、睡眠限制、刺激控制等，可参考成人部分。

药物治疗

行为治疗效果不显著时，可采用药物治疗。药物治疗通常只用于儿童慢性失眠，并与行为治疗联合使用，用药时间也不宜过长，并须严密监测。FDA至今未批准任何一种专门治疗16岁以下儿童失眠的药物，且治疗成人失眠的多数药物不推荐用于儿童。儿童失眠药物治疗的有效性、安全性和耐受性方面尚缺乏足够的循证证据支持，更多的是基于临床经验。

存在药物的适应证时，建议考虑以下方面。

（1）药物应当针对主要症状。

（2）使用催眠药物前应先治疗其他睡眠障碍（如阻塞性睡眠呼吸暂停、不宁腿综合征和周期性肢体运动障碍等）。

（3）选择药物需权衡利弊，与儿童的年龄和神经发育水平相适应。儿童失眠可选用的治疗药物类型包括抗组胺类、受体激动剂、褪黑素、铁剂、BzRAs。

四、配合用药时对患者的说明

许多人达到了应该用药治疗的严重程度，因对助眠的药畏惧而拒绝用药，这时就需要劝说其采纳建议的理论（说法），现介绍几个在临床上常用的说法。

保姆解说法

诉说自己失眠的人，不一定比他人睡眠少，只是对自己自然状态下的睡眠时间和质量不满意，认为本应比现在再多一些，也就是增加本人的现有份额。如果不干预就很难过；借助外界之力，用助眠药物，又担心其副作用和依赖。处在两难境地。如同自己生活无法自理很不便，雇保姆也有诸多担忧和不便，这时要两害相权取其轻。

拐杖解说法

有的人短时间有重大变故，一时难以平静心情，如同腿部重伤，不能走路，还是得挂拐杖！待情况好转，可由双拐变单拐，单拐变独立行走就好了。

英雄解说法

失眠了就像地下党被抓进了渣滓洞集中营，面对严刑拷打，意志坚强咬牙坚持住，既然拷打不起作用，人家也不会再拷打了，于是就成为了英雄江姐；意志不坚强那就只有当叛徒甫志高了，没有其他第三条路可以选择。

打鬼解说法

助眠药的服用是按需使用的。入睡困难的人，越担心睡不好就越睡不着，有药物放在身边常备，可用可不用，就不怕失眠了，用这个药就如同打鬼，正面应对反而能战胜敌人。

上述说法如果得到失眠者认可，自然就会接受用药了。

第三节 其他疗法

物理治疗作为一种失眠治疗的补充技术，不良反应小，临床应用的接受度高。

1. 光照疗法

光照疗法是一种自然、简单、低成本的治疗方法，而且不会导致残余效应和耐受性。依据睡眠与光照原理，白天应增加兴奋性，以增加"睡眠任务"，有利于晚上的完成"睡眠任务"。因此白天的光线以"亮"为主；夜间睡眠时以暗为主，有利于降低兴奋性，促进睡眠。光刺激可促进松果体分泌褪黑素，还能调节人体昼夜节律起搏器，可用于治疗睡眠时相延迟或提前综合征，使睡眠—觉醒节律同步化、正常化。光照疗法可以通过帮助建立并巩固规律的睡眠—觉醒周期来改善睡眠质量、提高睡眠效率和延长睡眠时间。光线以温和为度，如冬日暖阳或春暖花开时节较适宜，其他季节如夏季过热时，可在拂晓或傍晚晒一会，注意避免光线直射眼睛。

2. 重复经颅磁刺激

以固定频率和强度连续作用于某一脑区的经颅磁刺激，称为重复经颅磁刺激（rTMS）。低频（≤1HZ）rTMS能够抑制大脑皮质的兴奋性。对健康人的研究发现rTMS能够增加慢波睡眠的波幅，加深睡眠深度，增强记忆。目前已经有较多rTMS治疗失眠症的报道，我们认为该技术是治疗慢性失眠症有效的物理治疗手段。

3. 生物反馈疗法

生物反馈疗法指的是，通过人体内生理或病理的信息进行自身的反馈来治疗失眠的一种新型物理疗法。患者经特殊的训练后，产生有意识的"意念"控制及心理练习，达到治疗疾病恢复身心健康的效果。脑电生物反馈疗法的报道多来自于国内的小样本研究，其效果仍需要更严格的临床规范。

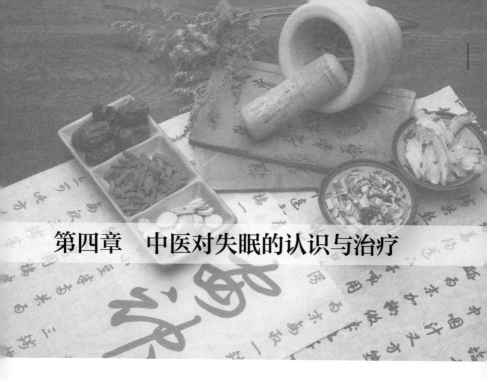

第四章　中医对失眠的认识与治疗

从古至今中医都对失眠有独特的认识和有效的治疗方法，从基础理论到临床实践均积累了丰富的经验，因其具有心身并治、作用全面、副作用小等特点而广受欢迎。大量临床实践表明，失眠是中医药疗效较好的优势病种之一。尤其在改善引发失眠的原因、减轻失眠者症状、促进整体平衡和谐方面的疗效比较突出，能有效地改善如情绪低落、烦躁、多虑、口干、夜尿频、潮热、汗多等影响睡眠因素，以及困倦乏力、头痛头晕、心悸、耳鸣、胸闷、心烦易怒等症状。中医药治疗失眠既治标又治本，是中医药对人类健康的又一重要贡献。

中医失眠专科的特色有以下三方面

（1）治病先求因。每个失眠者的引起失眠的原因不尽相同，主要有性格、情绪、认知行为误区、体质、身体不适、环境不适和药物影响等。只有医患双方相配合，寻找出病人的具体原因，才能从根本上解除病患。

（2）辨证论治。失眠可以是一种单独疾病，也可以是许多疾病过程中的一个症状。通过规范的中医辨证体系，从主观、客观上确定问题所在及轻重程度，通过平衡协调人体的阴阳、寒热、虚实、脏腑、神志等偏向，达到治疗目的。

（3）个体化的整体治疗。针对原因制定相应的治疗方法，采用中医药的"移精变气"认知行为疗法、芳香疗法、五行音乐疗法、穴位敷贴等整体、多种疗法配合，而不是单一的药物治疗，既治标又治本。

第一节
失眠的中医理论

中医把觉醒称为"寤"，睡眠称为"寐"，失眠即为"不寐"。

也有称"不得眠""不得卧""卧不能眠""夜不瞑"等。这些病名均难以贴切。失眠者并不是没有睡眠，也不一定睡得比一般人少，属于自觉睡眠不够充足，即对自己的睡眠状况不满意，我们认为用"欠寐"较好。

中医解释人为什么要睡觉，并且是晚上睡而白天起，这是从人与大自然相适应的"天人相应"观而来的。人体觉醒（寤）和睡眠（寐）的产生是按照"日出而作日落而息"的日夜节律而交替出现。睡眠与觉醒的寤寐变化符合天人相应和脏腑经络的生理病理变化规律。主要与阴阳学说、脏腑学说、脑髓学说、营卫学说、神志学说等有关。

一、阴阳寤寐学说

《灵枢·口问》论睡眠："卫气昼行于阳，夜半则行于阴。阴者主夜，夜主卧……阳气尽，阴气盛则目瞑；阴气尽而阳气盛，则寤矣。"也就是说，卫气白天出于阳，人就觉醒；夜晚入于阴，人就睡觉。

（一）阴阳寤寐学说的形成

阴阳学说是古人用以认识自然和解释自然的世界观和方法论，它包含着古代朴素的唯物论和辩证法。阴阳学说认为，宇宙世界是物质的整体，是阴阳运行变化的结果。宇宙间的万事万物都包含着阴阳对立统一的两个方面，由于阴阳对立统一、互根互用的特点，产生了宇宙间的一切事物及其发生、发展、变化和消亡。天地阴阳的盛衰消长，形成了昼夜晨昏的节律变化。基于"整体观念"及"天人相应"的自然规律，平旦（早晨）时人体的阳气随自然界阳气生发而由内出外，阳气渐长，人起床活动（寤），黄昏阳气渐消，入夜则阳气潜藏于内，人即睡眠休息（寐）。古代医家注意到了人体"入夜则寐，入昼则寤"的"睡眠—觉醒—睡眠"现象，意识到人体觉醒与睡眠的寤寐变化与自然界天地之阴阳消长节律相应，这就形成了阴阳寤寐学说的雏形。

（二）阴阳寤寐学说的发展

成书于春秋战国时期的《黄帝内经》以阴阳学说为纲领，奠定了中医睡眠医学的基蕴。《灵枢·大惑论》云：夫卫气者，昼日常行于阳，夜行于阴，故阳气尽则卧，阴气尽则寤。《素问·病能论篇》曰："人有卧而有所不安者何也？……藏有所伤及，精有所之寄，则安，故人不能悬其病也。"认为由于脏腑功能损伤，阴精有所偏，阴阳不和，则夜寐不安。《灵枢·营卫生会》认为老年人"不夜瞑"的病机是"老者之气血衰……其营气衰少而卫气内伐，故昼不精，夜不瞑"。

后世医家在《黄帝内经》基础之上，对阴阳寤寐学说进行了不断地拓展与延伸。张仲景《伤寒杂病论》，以六经辨证为特点，在论述外感病的同时论述了由外感病引起的睡眠障碍，如"虚烦不得眠""昼日烦躁不得眠""阳明中风……，鼻干，不得汗，嗜卧"等，意思是阴阳协调，心神安宁，则寤寐正常。若邪气入里化热阳盛，阳盛卫气留于阳分而不得入于阴分，故不寐；热易伤阴，阴虚可致虚烦不得眠。反之，阳虚阴盛，阴盛则安静，故"但欲寐"。此外，巢元方《诸病源候论》、孙思邈《备急千金要方》、王焘《外台秘要》、刘完素《素问·玄机原病式》、王肯堂《政治准绳》、张锡纯《医学衷中参西录》等，均从阴阳立论，从不同角度对睡眠障碍的病因、病机、治疗等进行了阐述。

（三）阴阳寤寐学说的内容

1. 寤寐调适，阴阳相和是根本

睡眠（寐）与觉醒（寤）是人体内阴阳矛盾运动产生的一种主动过程，与自然界阴阳变化的过程是相一致的。《素问·金匮真言论》说："平旦至日中，天之阳，阳中之阳也；

日中至黄昏，天之阳，阳中之阴也；合夜至鸡鸣，天之阴，阴中之阴也；鸡鸣至平旦，天之阴，阴中之阳也。故人亦应之。"天地自然界白天阳长阴消，晚上阴长阳消，人体白天阳气盛，夜晚阴气盛，寤寐的阴阳交替演变与之相对应。《黄帝内经》认为："阴主静阳主躁"，《类证治裁·不寐》篇中曰："阳气自动而之静，则寐；阴气自静而之动，则寤；不寐者，病在阳不交阴也。"寤寐变化符合阴阳的对立、互根、消长与转化规律。

同时中医认为，睡眠（寐）和觉醒（寤）与营卫循行密切相关，《灵枢·口问》谈睡眠："卫气昼日行于阳，夜半则行于阴。阴者主夜，夜者卧⋯⋯阳气尽，阴气盛则目瞑，阴气尽而阳气盛，则寤矣。"人体昼起夜卧，是自然规律。寤寐的交替，营卫之气的正常运行，机体阴阳调和是根本。一日之中随着阳气的入里出表，阴阳盛衰主导着睡眠与觉醒，而睡眠的主要内在因素是阳气的潜降封藏。《灵枢·营卫生会》也从营卫之气的运行来讲解睡眠的节律。"营气行于阴二十五度，行于阳二十五度，分为昼夜，故气至阳而起，至阴而止"，其中的"起、止"指的就是寤与寐。张志聪注释此句为："气至阳则卧起而目张，至阴则休止而目瞑。"从阴阳角度解释了人们为什么要睡觉，并且是晚上睡而白天起，人体睡眠和觉醒的产生按照日夜节律而交替出现。

此外，先贤还从经络阴阳跷脉入手，对寤寐进行了解释。《灵枢·寒热病》载："阴跷阳跷，阴阳相交，阳入阴，阴出阳，交于目锐眦。阳气盛则瞋目，阴气盛则瞑目。"这就是说白天阳气盛，故人体处于清醒状态，夜间阴气盛，易产生睡眠。人如果不能获得正常睡眠，表现为入睡困难，或寐而不酣，或时寐时醒，醒后再难入睡，中医称为"不寐""目不瞑"，也就是失眠。

除此之外，《素问·脉要精微论》曰："是知阴盛则梦涉大水恐惧，阳盛则梦大火燔灼，阴阳俱盛则梦相杀毁伤。"《灵枢·淫邪发梦》说梦"使人卧不得安而喜梦"、"上盛则梦飞，下盛则梦堕"等，这些论述阐明了寤寐交替与阴阳的关系、梦境亦受到阴阳变化的调节这一现象，使中医阴阳寤寐学说内容得以充实和完善。

2. 寤寐失常，阴阳失调是主要的病理基础

寤寐调适是阴平阳秘的一种特殊表现形式，而寤寐失常则多是阴阳平衡失调的结果。

（1）阳盛阴虚易失眠——多寤少寐。

《灵枢·邪客》曰："夫邪气之客人也，或令人目不瞑不卧出者……厥气客于五脏六腑，则卫气独卫其外，行于阳不得入于阴……阴虚故目不瞑。"意思是邪气客于脏腑，卫气不能入阴致不寐。

张景岳在《景岳全书·不寐》中将失眠分为有邪、无邪两种类型，认为"有邪者多实证，无邪者皆虚证"，无邪是指"思虑劳倦惊恐忧疑，及别无所累而常多不寐者，总属真阴精血之不足，阴阳不交，而神有不安其室耳"。有邪者又分为外邪、内邪，"凡如伤寒、伤风、疟疾之不寐者，此为外邪深入之扰也，如寒如火，如寒气水气，如饮食忿怒之不寐者，此皆内邪滞逆之扰也。"故张氏认为"寐本乎阴，神其主也，神安则寐，神不安则不寐。其所以不安者，一由邪气之扰，一由营气之不足耳。"营气，是循行于脉内具有营养作用的气。营行脉中，是血液的重要组成部分，营与血关系密切，常"营血"并称。营属阴，故又常称"营阴"。营气不足，真阴精血匮乏，即阴虚，易致失眠。《医效秘传·不得眠》中对失眠进行了分析"夜以阴为主，阴气盛则目闭而安卧，若阴虚为阳所盛，则终夜烦扰而不眠也。"

《灵枢·大惑论》云："黄帝曰：病而不得卧者，何气使然？岐伯曰：卫气不得入于阴，常留于阳，留于阳则阳气满，阳气满则阳跷盛，不得入于阴则阴气虚，故目不瞑矣。"也就是说，卫气滞留于阳经，夜晚不能尽行于阴分，造成人体阳气过盛，阳不交阴而导致失眠。故失眠证多属阳盛阴衰，阴阳失调。任何影响阳气潜降封藏的因素，均可导致失眠。

（2）阴盛阳虚易困倦——多寐少寤

《灵枢·寒热病》云："阳气盛则瞋目，阴气盛则瞑目。"《灵枢·口问》曰："阳气尽，阴气盛，则目瞑；阴气尽而阳气盛，则寤矣。"此言阴阳失调，阳气虚衰，阴气盛则出现嗜睡病症。《灵枢·大惑论》言："人之多卧者，此人胃肠大而皮肤湿，而分肉不解焉。……故肠胃大则卫气行留久；皮肤湿，分肉不解，则行迟。留于阴也久，其气不清则欲寐，故多卧矣。"指出了卫气留于阴分久则嗜睡的现象。《类证治裁》云："多寐者，阳虚阴盛之病。"《医学入门》云："多眠阴盛，而昼寝不厌。"以上论述均指出阳衰阴盛，易致多寐。

阴阳寤寐学说源远流长，体现着中医整体观念、辨证论治的思想精髓，植根于阴阳学说，是阴阳学说的拓展和细化。它对于指导临床睡眠障碍的辨证施治具有深远的意义。

有关该领域的研究，很值得进一步探讨。

二、脏腑神志学说

1. 心神不安

《灵枢·本神》曰："心藏脉，脉舍神。"《景岳全书·不寐》曰："盖寐本乎阴，神其主也。神安则寐，神不安则不寐。"《血证论》亦曰："寐者，神返舍，息归根之谓也。"

2. 肝不藏魂

《灵枢·本神》曰："肝藏血，血舍魂。"《素问·五脏生成》曰："人卧则血归于肝。"《素问·大奇论》曰："肝雍，两胠满，卧则惊，不得小便。"肝气滞满而外壅经络，魂不入舍，夜卧则惊。以柴胡疏肝饮疏泄肝气，魂舍肝血，寐则安矣。

3. 脑髓空虚

《灵枢·海论》说："髓海不足，则脑转耳鸣，胫酸眩冒，目无所见，懈怠安卧。"

4. 胃失和降

《素问·逆调论》曰："不得卧而息有音者，是阳明之逆也。足三阳者下行，今逆而上行，故息有音也。阳明者，胃脉也，胃者六腑之海，其气亦下行，阳明逆不得从其道，故不得卧也。下经曰：胃不和则卧不安，此之谓也。"

5. 五脏气滞

《灵枢·胀论》曰："夫心胀者，烦心短气，卧不安……脾胀者，善哕，四肢烦悗，体重不能胜衣，卧不安。"马蒔注："盖五脏为阴，各藏其精，脏有所伤，及精有所之，则脏伤而精耗者，卧不安也。必精有所寄，各在本脏而无失，则卧斯安矣。寄者，藏也。如肝藏魂，肺藏魄之类。"《素问·痹论》曰："肝痹者，夜卧则惊，多饮数小便，上为引如怀。"《素问·逆调论》提到："阳明者，胃脉也，胃者六府之海，其气亦下行，阳明逆不得从其道，故不得卧也。"人体的阴阳相互制约又互生互用，阴虚则阳亢，阴阳失调，心神不宁，故发为不寐。

6. 营卫失常

《灵枢·营卫生会》曰："壮者之气血盛，其肌肉滑，气道通，营卫之气不失其常，故昼精而夜瞑；老者之气血虚，其肌肉枯，气道涩，五脏之气相搏，其营气衰少而卫气内伐，故昼不精，夜不瞑。"《灵枢·脉度》曰："气并相还，则为濡目，气不荣则目合。"《灵枢·大惑论》曰："夫卫气者，昼日常行于阳，夜行于阴，故阳气尽则卧，阴气尽则寤。故肠胃大则卫气行留久；皮肤湿，分肉不解，则行迟。留于阴也久，其气不清则欲瞑，故多卧矣。"

7. 淫邪发梦

《灵枢·淫邪发梦》曰："正邪从外袭内，而未有定舍，反淫于脏，不得定处，与营卫俱行而与魂魄飞扬，使人卧不得安而喜梦"，"阴气盛则梦涉大水而恐惧，阳气盛则梦大火而燔灼，阴阳俱盛则梦相杀"，"上盛则梦飞，下盛则梦堕，甚饥则梦取，甚饱则梦予。肝气盛则梦怒，肺气盛则梦恐惧、哭泣、飞扬，心气盛则梦善笑恐畏，脾气盛则梦歌乐、身体重不举，肾气盛则梦腰脊两解不属"。《灵枢·淫邪发梦》还提到："凡此十二盛者，至而泻之立已。厥气客于心，则梦见丘山烟火。客于肺，则梦飞扬，见金铁之奇物。客于肝，则梦山林树木。客于脾，则梦见丘陵大泽，坏屋风雨。客于肾，则梦临渊，没居水中。客于膀胱，则梦游行。客于胃，则梦饮食。客于大肠，则梦田野。客于小肠，则梦聚邑冲衢。客于胆，则梦斗讼自刳。客于阴器，则梦接内。客于项，则梦斩首。客于胫，则梦行走而不能前，及居深地窌苑中。客于股肱，则梦礼节拜起。客于胞月直，则梦溲便。"

概括起来，阴阳、营卫、阴阳跷脉为一大类，主要论述人体与自然的统一和调节；另一类则是人体内部脏腑功能在调节睡眠方面的机制。二者均强调了人体与内外环境、身与心的统一与协调的关系。

三、中医对失眠的其他认知

（一）失眠与体质

中医治疗的特色就是重视对"人"的治疗。这里对"人"的治疗，主要是对人的体质和性格偏向的判定。根据人的体质和性格偏向对疾病做出发生、发展和转归预后的判断。同理，失眠的防治也要重视人的体质和性格在失眠这个疾病转归和预后方面所起的作用。

1. 体质与失眠多发性的关系

阳虚型体质和气虚型体质容易感受外邪引起的失眠。素有卫气为"人身之藩篱"，阳虚质和气虚质的人，卫气常不足，卫气不足就易引起外感疾病。外感疾病也常引起失眠的发生。阴虚型体质和湿热型体质失眠患者多以中医"火"为其特性，火性炎上而扰心神，故也导致失眠的多发，进而引起焦虑。瘀血型体质失眠患者多是因为某一部位的疼痛，对疼痛的刺激比较敏感，而引起彻夜难眠。气郁型体质失眠患者主要是白领，特别是工作压力大的人群，因为抗压能力差而常常纠结难以释怀的失眠者较多。痰湿型体质失眠患者，主要特点是过食肥甘厚味而活动锻炼少。

2. 体质因素对失眠的发展和传变的影响

失眠的患者由于体质的差异，可导致病情向不同的方向传变。如具有气虚、阳虚体质的失眠患者，正气虚则易感受外邪，进而内犯脏腑，可能致病情加重，因而睡眠质量也急剧下降；具有阴虚体质的失眠患者容易患焦虑，若不能及时纠正，可导致病情加重；瘀血和痰湿体质的失眠患者，可引起脏腑功能失调。

3. 体质对失眠转归的影响

若患者气血充足、阴阳调和，病邪不得侵入，脏腑功能基本稳定，即使睡眠不足也不会引起焦虑和抑郁，预后相对较好。若气血亏虚或阴阳失调，如属气虚、气郁、痰湿的体质特点，必然影响心脾两脏的功能，脾无法运化水谷精微，心血就不能速生，心血不足心神失养就会出现心悸、纳差，从而引起各种功能失调，加重失眠。

（二）失眠与脏腑的关系

《素问·灵兰秘典论》说："心者，君主之官，神明出焉。"《灵枢·邪客》篇云："心者，五脏六腑之大主。"心主神明，又称藏神。人的精神、意识、思维活动，分而属于五脏六腑，合而统领于心。中医通过"心"的活动来管理人体五脏六腑的功能。一旦心失去了"君主"功能，就容易引起各种疾病。内外致病因素影响到心，导致心神不安从而产生失眠。如心火不能温煦肾水，或肾阴虚不能上济心火致水火失交引起失眠。心与小肠为表里，经脉相互络属，小肠有病可循经上犯心君，心火下移小肠而出现心烦不寐。

失眠与脑关系也很密切。李时珍在《本草纲目》中记载："脑为元神之府。"大脑为人神之所居，主宰人体的生命活动和精神意识活动。《类证治裁》记载："脑为元神之府，实记忆所凭也。"《医林改错》说："灵机记性在脑。"张锡纯《医学衷中参西录》说："脑中为元神，心中为识神。元神者，藏于脑，无思无虑，自然虚灵也；识神者，发于心，有思有虑，灵而不虚也。"当心血无法濡养清窍时，就会出现失眠或者嗜睡。在治疗失眠时很多医家都在倡导镇静安神的同时，兼顾脑的功能，而给予醒清窍的药物如远志、菖蒲等。

同时，人体是一个有机的整体，失眠与其他脏腑都有着紧密的联系。诸如心藏神、肝藏魂、肺藏魄、脾藏意、肾藏志等均与失眠有关。如：心主血脉，心主血脉功能紊乱时，肝藏魂的功能就受损，也会出现睡眠质量下降，表现为失眠多梦；脾主运化，脾的运化无力，心血化生之源匮乏，心脾两虚，心神失养而导致失眠。

因此，防治失眠不能只从心脑论治，应该有整体观，从整体观着手逐个分析，才能辨证精确，防治有效。我们认为，造成现代人群失眠最重要的原因就是外在环境的各种压力过大和内在性格、心理承受能力不足。肝主疏泄，来自外界的各种压力导致人的情志抑郁，从而使肝主疏泄的功能受累，肝藏魂的功能也受累，魂不守舍而表现出晚上多梦，有时是噩梦，因梦而惊醒，惊醒后在回想着刚才梦的原因，而久久不能入睡，从而影响到白天的正常工作、生活状态。因此治疗对于以肝郁为主者，给予松郁安神方；对于肝郁日久耗阴者，给予柴胡疏肝散加酸枣仁、阿胶等；肝郁日久而化火者，一般在原方的基础上加牡丹皮、龙胆草；对于肝郁导致的痰湿比较重者给予柴胡疏肝散加上远志和菖蒲等进行治疗。

（三）失眠与年龄的关系

《灵枢·营卫生会》曰："壮者之气血盛，其肌肉滑，气道通，营卫之行，不失其常，故昼精而夜瞑，老者之气血衰，其肌肉枯，气道涩，五脏之气相搏，其营气衰少，而卫气内伐，故昼不精，夜不瞑。"老年人与少壮之人气血虚实不同，营卫运行顺畅与否各异，故白天、黑夜精神及睡眠情况不同。

（四）失眠与性别的关系

女性失眠发生率高于男性。经前和产后更易发生，围绝经期女性失眠的病机特点为阴虚潮热、肝郁气滞、魂不守舍而致常见的烘热、汗出、烦躁、失眠四大主要症状，属肝郁阴虚证型。临床运用滋阴潜阳清虚热，解郁敛汗而安神，不仅能解除患者的症状，还能固本、调理气机、滋养肝肾，正与围绝经期妇女的共同生理心理状态相对应。标本兼治，颇为效验。

四、失眠的病因病机

失眠多因七情所伤，肝郁化火，心火炽盛，相火妄动而火热扰动心神；或因暴受惊恐，心胆虚怯而心神不宁；或因思虑劳倦，阴血耗伤而心神失养发为失眠。

反映在病症中有"病而不得卧者，何气使然，……卫气不得入阴，常留于阳，留于阳则阳气满，阳气满则阳蹻脉盛，不得入于阴则阴气虚，故目不瞑。病目而不得视者，何气使然……卫气留于阴，不得行于阳，留于阴则阴气盛，阴气盛则阴蹻脉满，不得入于阳则阳气虚，故目闭"。《类证治裁·不寐》篇中曰："阳气自动而之静，则寐；阴气自静而之动，则寤；不寐者，病在阳不交阴也。"寤寐变化符合阴阳的对立、互根、消长与转化规律。失眠其与脏腑功能关系密切，其中与心、肝、脑等关系最为紧密。如《素问·灵兰秘典论》说："心者，君主之官，神明出焉。"《灵枢·邪客》篇云："心者，五脏六腑之大主。"人的精神、意识、思维活动，分而属于五脏六腑，合而统领于心。现在许多医家认为，肝脏疏泄功能失调是导致现代失眠人群的首要原因，因为传统中医理论认为，情志致病导致肝疏泄功能条失调，肝就不能藏魂，而表现为失眠。因此，失眠的主要病机为阴阳失调、脏腑失和导致心神不宁、魂不守舍而欠寐。

总之人体脏腑气血功能失调，导致阳不归阴、魂不守舍、心神不宁既而出现失眠。

第二节
失眠的中医治疗

中医强调治病求因，阴阳平衡、标本兼治。充分运用中医古老的"治未病思想"进行失眠人群的管理，特别是利用食疗和移精变气等多种防治方法相配合的失眠整体、动态、个性化管理模式，是未来失眠人群健康管理模式中的亮点。

随着中医学与现代医学不断的渗透与交叉，中医睡眠医学迎来了新的起点与机遇，中医的睡眠医学研究有了新的发展。近现代医家通过辨证论治，拟出了失眠辨证的很多证型。近代中医大师施今墨先生将临床所见之失眠辨证分型，分为9类（心肾不交、血不上荣、脑肾不足、心阳亢盛、阴虚不眠、阳虚不眠、胃实不眠、胆热不眠、肝经受病）。裴昌林从整体出发，临床按邪正虚实辨证将本病分为9型（其中虚证分为心脾两虚、心胆气虚；实证分为肝郁气滞、心火亢盛、痰热扰心、肝胆湿热、食积胃气不和；虚实夹杂者分为阴虚火旺、心肾不交）。

我们认为，造成现代人群失眠最重要的原因就是外在环境的各种压力过大和内在性格、心理承受能力不足所致。因肝主疏泄，来自外界的各种压力导致人的情志抑郁，从而使肝主疏泄的功能受累，肝藏魂的功能也受累，而表现出晚上多梦，有时是噩梦，因梦而惊醒，惊醒后在回想着刚才梦的原因，因而久久不能入睡，从而影响到白天的正常工作能力。因此治疗对于以肝郁为主，拒绝用药或者有很明显的焦虑情绪者，可配合中医传统的心理治疗，如以情胜情的心理疗法和用古典音乐缓解其焦虑和紧张的情绪，然后重建起对睡眠的信心。

一、诊断依据

【中医诊断标准】

（1）入寐困难或睡而易醒、醒后不寐连续 3 周以上，甚至彻夜难眠。

（2）常伴头痛、头昏、心悸、健忘、神疲乏力、心神不宁、多梦等。

（3）经各系统及实验室检查，未发现有妨碍睡眠的其他器质性病变。

【诊断要点】

不寐几乎是唯一症状，其他症状均继发于不寐之后，包括难以入睡、睡眠不深、易醒、多梦、早醒、醒后不易再睡、醒后感到不适、疲乏或白天困倦。

失眠引起显著的苦恼，或精神活动效率下降，或妨碍社会生活的功能。

【鉴别诊断】

应与郁证、脏躁、头痛等病症鉴别。

二、四诊技巧

中医望、闻、问、切，是临床医生必须掌握的诊断方法，缺一不可，就失眠而言，望诊和问诊较为重要，为辨证提供的信息量大。

（一）望诊

"善诊者，察色按脉，先别阴阳""望而知之谓之神"，望诊是中医四诊之首。《丹溪心法》云："欲知其内者，当以观乎外，斯以知内。盖有诸内者，必形诸外。"阐述由表及里、见微知著的诊断方法。在临证时，望闻问切各有特长，望诊是医患交流的第一印象，可以客观地反映出许多临床信息，尤其是失眠这一与情志和身体状况密切相关的病证，望诊的重要性和特征性非常突出。

望诊是运用视觉观察患者的全身和局部表现、舌象等，以收集病情资料的诊查方法。《四诊抉微》曰："四诊为岐黄之首务，而望尤为切紧。"可见其对望诊的重视程度。望诊其内容多、信息量大，对辨证论治有非常重要的意义。原发性失眠患者阳证居多，以肝郁化火证和阴虚火旺证多见，阴证多以心脾两虚证多见。通过神、色、形、态以及舌苔的初步辨证，基本能达到运用八纲辨证对疾病定性、使用脏腑辨证对疾病定位的目的。

1. 望神察目，识病有无

望诊的重点是望神，"神"是反映人体整体功能的最高层次，神充则身健，神衰则身弱。望神主要包括两方面：一是"神气"，即生命活动的总概括，脏腑功能活动的整体表现；二是"神志"，即人体的思维、意识和情志活动。望神中察目神最为关键。"眼睛是心灵的窗户"，神藏于心，外候于目，《黄帝内经》中提到："五脏六腑之精气皆上注于目而为之精。"目系通于脑，为肝之窍，心之使。失眠患者大多具有主观地过度低估自己睡眠效应的倾向，但其眼神却能较为客观地呈现其睡眠状况。失眠患者就诊时最常见的眼神有以下几种。

（1）神足（够、平、安、和）：有的主观性失眠患者，本身睡眠状况已能满足需要，但主观认为眠不足。表现为两目灵活，明亮有神，瞬目自然，反应灵敏。

（2）神焦：目光游离、泪光闪闪、气轮（白睛）泛红或现血丝，呈激惹状，似恼怒、委屈状，为神不宁，属阳证。多伴有焦虑状态，围绝经期女患者常见。

（3）神疲：患者眼神比较容易鉴别，多表现为目光呆滞、暗淡无光（眼前如有雾霾）、疲惫无助，上眼皮抬举乏力，情绪消沉，为神不足，属阴证。多伴有多虑，抑郁状态。

2. 望面观色，辨其病性

望色又称"色诊"，是通过观察人体皮肤的色泽变化来诊断病情的方法。望面部色泽可诊察脏腑精气的盛衰，判断疾病的病位、病性、疾病的轻重、进退、转归以及预后等。面部的皮肤浅显，体内脏腑精气的盛衰最容易呈现于此，大部分中国人常色为红黄相间，光明润泽，含蓄而不显露，失眠患者常见的病色有以下几种。

（1）黑眼眶：俗称"熊猫眼"，这是失眠患者最常见的面色，以下眼眶黑常见，女性、皮肤白者较为明显，属气滞血瘀。

（2）面赤：面目红赤，与耳后和颈部有明显的区别，或见两颧发红，属阳证。

（3）面不华：苍白、萎黄无光泽，属阴证。

（4）面暗：晦暗无光泽，有的见黄褐斑，属阴证，中年女性多见。

3. 望形察态，知其新久

形神一体观是中医理论的重要内容，《黄帝内经》认为人的形体与精神活动是相互依存，密不可分的。中医望形，是通过观察人形体的强弱胖瘦、体质形态和异常表现等来诊察病情。形神一体观强调中医辨证目的是通过调节人体状态的偏盛偏衰来达到阴阳的平衡。失眠人群形态有以下几种。

（1）体强：身体强壮。表现为胸廓宽厚，肌肉充实，皮肤润泽，筋强力壮，内脏坚实，气血旺盛。多为新病失眠、男性、体力劳动者，多烦躁，属阳证。

（2）体弱：身体瘦弱。表现为胸廓狭窄，肌肉消瘦，皮肤枯槁，筋弱无力，体质虚衰，内脏脆弱，气血不足。多为久病失眠、女性、脑力劳动者，多郁闷，属阴证。

（3）体胖：体重超过正常标准 20% 者。胖人多痰湿，常见鼾症、多睡，体胖者多心宽，纠结少，故失眠者胖人少见。眼泡下垂为肾虚水泛，属阴证。

（4）消瘦：体重明显下降，较标准体重减少10%以上者。瘦而烦躁者多郁火、阴虚，属阳证；瘦而倦怠者多脾虚、阳虚，属阴证。失眠人群阳证偏多，阴证多以心脾两虚多见，心脾两虚证患者多见形体瘦弱、消瘦。

（5）形体动态：主要包括动静姿态，异常动作。坐立不安，躁动不安为焦虑，属阳证；低头少语，动作迟缓，反应冷淡，安静少动为抑郁消沉，属阴证。

（6）形象：衣冠不整，不修边幅，蓬头垢面者，多抑郁消沉，属阴证；衣冠整洁，搭配得体，注重形象者，多严谨认真，常表现为对睡眠过度关注，要求过高，属阳证。

（7）表情：表情淡漠为阴证，偏抑郁；表情痛苦善变为阳证，偏焦虑。

4. 望舌看苔，识病阴阳

凡内外杂证，亦无一不呈其形，著其色于舌。舌诊对于判断疾病正气的盛衰、病邪的深浅，预后及转归等均有重要的意义。失眠辨证过程中望舌看苔注重病位、病性，结合患者的性格分析失眠产生的病因，从源头根治失眠。舌质与舌苔的综合诊察，必须合参才认识全面，无论二者单独变化还是同时变化，都应综合诊察。

望舌质

（1）舌形：舌体胖大和肿胀、有齿痕，主脾虚或湿盛，多为脾虚及心脾两虚者，属阴证。舌体瘦小而红，为阴虚火旺，属阳证；瘦小而淡，多为气血两虚，属阴证。

（2）舌态：舌体紧缩而不敢伸长，或舌体震颤抖动，多为性格内向、易紧张，多见于心胆虚怯者。

舌色

（1）淡白：舌色浅淡而白，主虚寒或气血双亏，属阴证。

（2）红：舌色偏红、鲜红，可见于心肝火盛或阴虚火旺，属阳证。

（3）紫暗：由气血运行不畅，瘀滞所致，主心肝气滞血瘀。

舌苔

舌苔如地上草，与阳光（主要为胃之阳气）、雨露（主要为脾之水湿）有关，胃阳蒸发脾湿而形成舌苔，阳气和水湿的过多与不及直接反映在舌苔上。

（1）苔质：薄黄多为肝郁化火；厚而黄或黄厚腻多为肝脾不和、痰热扰心；无苔为阴虚火旺或心肾不交。以上属阳证。厚而白，多为肝郁脾虚，属阴证。

（2）苔色：白苔多属阴证，偏抑郁，神疲；黄苔多为阳证偏烦躁，神焦。

（二）问诊

临床工作中不可避免要进行问诊，问诊的意义有二，首先问诊要为诊断服务，其次问诊还兼有一定的治疗作用。

失眠患者常见症状有：头部感受（昏、晕、重、痛、胀）神疲乏力、多汗（自汗、盗汗）、多虑、烦躁、易怒、心悸、畏冷、畏热（包括潮热、烘热、五心烦热）、尿频（尤其是夜尿频，入睡难者尤甚）、大便不调（或干或溏及不爽）胸闷、咽中如有物梗塞、纳呆、口干、口苦、月经不调等。可按《十问歌》来问，以免遗漏。

1. 失眠的问诊方法

（1）围绕主诉问诊法：患者就诊时，往往诉说多样，但应抓住最主要的症状，也就是本次就诊最突出、最痛苦的问题。围绕着这个症状的性质、时间、加重和减轻的因素先搞清楚。接着了解其伴随症状与体征。

（2）尊重主诉问诊法：病人来就诊，一般会诉说其最难受的、最迫待解决的问题，这时候应鼓励患者主动诉说，医者详细聆听，尽量不打断其主动地诉说。避免启发、诱导患者顺着医生的思路走，进入"先入为主"的误区，容易"抓了芝麻丢了西瓜"。

（3）补充了解问诊法：当病人主诉繁多而杂乱时，就需要医生适当引导并加以分析其间的因果关系。这个阶段是按照医生的临床思维进行，补充了解与其诉说病症的相关内容，是一个有助于诊断和鉴别诊断的病史采集过程。应尽量全面、详细地询问，包括最主要的现病史、既往史、食物药物过敏史等，可以按照《十问歌》的顺序，越详细越好，尽量不遗漏相关环节，否则就可能造成诊断和治疗上的失误。

2. 问诊应注意的问题

（1）问病与问证相结合。通过病人的主诉，我们大致能够辨别疾病。那么在治疗上，就需要进一步问诊，从而得知病人的体质、寒热温凉的不同。这体现了中医的辨病与辨证相结合，既问病又问证的临床思维。

（2）问心与问身相结合。在失眠专科门诊中，我们发现大多的失眠患者或多或少都有心理上纠结的问题，通过问诊我们可适当解除患者的心结。还有一些患者是睡眠节奏紊乱，通过问诊能得以纠正其节奏的紊乱。一些患者对睡眠要求高，适当的睡眠健康教育，有利于患者思维的转变。焦虑、抑郁患者通过一定的心理疏导可以改善不良情绪。

三、辨证论治

（一）辨证要点

针对失眠这一特殊人群，在临床辨证过程中应特别注意辨别：阴阳、寒热、上下、昼夜、二便、气血、虚实、身心等。

1. 辨病因

（1）有无体质、性格偏颇加剧的情况，失眠患者患病前常见体质如气郁质、阴虚质、瘀血质。

（2）有无存在未解决的重大生活事件或心理冲突，易感因素或高危因素的增多。

（3）有无因环境改变，长期服用对睡眠有不利影响的药物、咖啡、茶等的情况。

2. 辨脏腑

失眠的主要病位在心。由于心神被扰或心神失养，神不守舍而成不寐。其他脏腑，如肝、胆、脾、胃、肾的阴阳气血失调也会扰动心神而致不寐。

3. 辨虚实

虚证多属阴血不足，心失所养；实证多为火盛扰心所致。

（二）常见证型及治疗

从阴阳寤寐与脏腑情志的关系入手，同时结合体质、情志、饮食、季节、劳逸、生活习惯、环境因素、心理因素、人际关系、工作压力、考试压力等综合因素考虑，从病因、病位、体质三位一体的角度来分析失眠产生的原因。通过辨证论治，拟出失眠各种证型的治疗方法。失眠证型主要参照国家中医药管理局 1995 年发布的《中医病证诊断疗效标准》辨证标准分五型，另依据卜崇乐失眠专科临床实践补充常见证型。

1. 肝郁化火

证候：心烦不能入睡，烦躁易怒、胸闷胁痛，头痛面红，目赤，口苦，便秘尿黄。舌红，苔黄，脉弦数。

病机：恼怒郁闷，肝失条达，气郁化火，上扰心神而不寐。

治法：疏肝泻火，镇心安神。

方药：丹栀逍遥散、龙胆泻肝汤等。

加减："火郁发之"，可根据辨证加入郁金、合欢皮、香附、甘松等疏肝解郁之品。

2. 痰热内扰

证候：睡眠不安，心烦懊恼，胸闷脘痞，口苦痰多，头晕目眩。舌红，苔黄腻，脉滑或滑数。

病机：生活不规律，烟酒、饥饱无度，痰浊宿食壅遏于中，积而生热，痰热扰动心神。

治法：化痰清热，和中安神。

方药：温胆汤。

加减：可选加胆南星、远志、薏苡仁、茯神、神曲、莱菔子、黄连等。

3. 阴虚火旺

证候：心烦不寐，或时寐时醒，手足心热，头晕耳鸣，心悸，健忘，颧红潮热，口干少津。舌红，苔少，脉细数。

病机：思虑烦闷、房劳过度，暗耗肾阴，阴不潜阳，虚火扰神。

治法：滋阴降火，交通心肾。

方药：知柏地黄丸、黄连阿胶汤、朱砂安神丸。

加减：可选加生地、女贞子、地骨皮、龟板、胡黄连、银柴胡等。

4. 心脾两虚

证候：多梦易醒，或朦胧不实，心悸，健忘，头晕目眩，神疲乏力，面色不华。舌淡，苔薄，脉细弱。

病机：思虑过度、年老久病、饮食劳倦，致气亏血少，心神失养。

治法：补益心脾，养心安神。

方药：归脾汤。

加减：可选加熟地、五味子、白芍、柏子仁等。

5. 心虚胆怯

证候：夜寐多梦易惊，心悸胆怯。舌淡，苔薄，脉弦细。

病机：素体虚弱、悲观多愁，或暴受惊骇而心胆虚怯，心神不宁而不寐。

治法：益气镇惊，安神定志。

方药：安神定志丸合酸枣仁汤。

加减：可选加生龙牡、灵磁石、紫石英、珍珠母等。

6. 肝郁脾虚

证候：胸闷，咽中如有阻塞，急躁易怒，食少便溏，面不华，舌淡胖、齿痕，苔薄，脉弦细。

病机：素体虚弱、多虑，忧思伤脾而致心神不宁而不寐。

治法：疏肝健脾，养心安神。

方药：半夏厚朴汤加味。

加减：可选加五味子、炒白术、合欢花、北柴胡、黄芪等。

7. 更年期不寐

证候：女性绝经前后出现烘热，汗出，烦躁，不寐，颧红。舌暗红，少苔，脉弦细数。

病机：天葵衰少，肾阴虚不足以制阳，肾水不能上济心火，心神不宁而不寐。

治法：滋阴降火，敛汗安神。

方药：更年安神方。

组成：地骨皮、合欢皮、银柴胡、酸枣仁、山茱萸等。

病机：天葵衰少，肾阴虚不足以制阳，肾水不能上济心火，心神不宁而不寐。

8. 起居失调

老人早睡早醒，白天打盹，小孩入睡难，睡醒起床难。白天应用"昼精方"，晚上应用"夜瞑方"调节昼夜睡眠节奏紊乱。

（三）其他治法

1. 针灸疗法

可选穴：内关、神门、太阳、申脉、照海、四神聪、百会和安眠穴，气郁者可以配合合谷、太冲；瘀血者可配合膈俞；阴虚者可配合心俞、脾俞、胃俞等。耳穴贴压：可选双侧心、神门、皮质下、神门、肾、心、脑干、阳性反应点。

2. 音乐疗法

根据五音，气郁者给予欢快的音乐疗法，创造兴奋点；阴虚者给予柔和的古典音乐，缓解躁动情绪，使患者沉醉于那种环境中；瘀血者同样给予柔和音乐。

五音	五脏	代表音乐
角	肝（胆）	《草木青青》《绿叶迎风》《梅花三弄》《平沙落雁》《步步高》《行街》以及江苏民歌《一粒下土万担收》等

续表

五音	五脏	代表音乐
徵	心 （小肠）	《汉宫秋月》《百鸟朝凤》《喜相逢》《苏武牧羊》《花好月圆》《花节序曲》《金蛇狂舞》板胡曲《红军哥哥回来了》，小提琴曲《新班之春》，歌曲《采茶舞曲》，民乐合奏《纺棉花》及湖南民歌《浏阳河》等
宫	脾 （胃）	《秋湖月夜》《鸟投林》《闲居吟》《月儿高》《马兰开花》，二胡曲《良宵》《二泉映月》，歌曲《草原之夜》《军港之夜》等
商	肺 （大肠）	《阳光三叠》《广陵散》《江河水》《高山流水》《黄河大合唱》等
羽	肾 （膀胱）	《昭君怨》《塞上曲》《胡笳十八拍》《渔樵晚唱》，小提琴协奏曲《梁山伯与祝英台》《小夜曲》等

四、调摄与预防

怎样避免失眠治疗后复发呢？最重要的是建立良好的睡眠卫生习惯，纠正各种影响睡眠的行为和认知因素，要重建正常的睡眠模式和恢复正常的睡眠结构。应保持规律的作息时间，按时上床和起床。保持安静、舒适的睡眠环境。注意尽量避免白天小睡或者午睡，睡前不饮茶或咖啡。

推广中医养生文化和健康生活方式，有利于失眠的调摄与预防。根据失眠患者的体质特点分别从精神、饮食、起居、运动锻炼及药膳等方面进行调理。日常可以做八段锦、太极拳、松静功等放松练习。

失眠人群的健康管理是个复杂的系统工程，值得临床医家们去研究，探讨出一个符合现代社会要求的管理模式。我们认为应该善于探寻失眠发病、预防和治疗的规律，应该大胆的突破固有的思维，把人放在一个生物—心理—社会这个整体模式中去综合考虑。这正是我们中医所提倡的整体观念。今后，充分运用中医古老的"治未病思想"进行失眠人群的管理，特别是利用我国的食疗和针灸进行预防和治疗失眠将会是未来失眠人群健康管理模式中的亮点。

附一　关于睡商、睡功、睡点、睡钟的探讨

　　睡商（sleep quotient，SQ）是睡眠商数的简称，旨在评估人们对睡眠的认知程度及睡眠情况的好坏。如同智商（Intelligence Quotient，IQ）是衡量个人智力高低的标准，情商（Emotional Quotient，EQ）是人在情绪、意志、耐受挫折等方面的品质的标准那样，睡商是反映个人睡眠稳定性和自控能力高低的概念。简单来说，睡商就是睡眠稳定能力的阈值。阈值越高，就越容易入睡；阈值越低，就越容易失眠。由于睡眠不仅是生理活动，而且与心理活动等因素密切相关。比起客观的评价来，本人对自己睡眠的主观感受显得更为重要。因此，睡商不仅需要反映其睡眠的稳定程度（抗干扰能力）高低，还应该体现出其主观的睡眠满足感，比智商这一主要反映先天的、相对稳定的、具有测评标准的评价要复杂得多。时至今日对睡商研究比较少，不像智商那样具有广泛的认可和测评的可操作性。睡商与情商概念更接近，具有后天成分居多、主观因素重、与环境和心理因素关系大等特

点。大部分情况下，睡商与智商成反比，与情商成正比。很多人都说情商很重要，而我们认为"睡商"比"情商"重要太多了。如果说情商高的人会更容易成功，那么睡商高的人则更容易感到满足和幸福。

《广雅》："商，度也。"有计算、估量之意。在中华文化中，虽无"睡商"之说，但在道家养生活动中，就有"睡方""睡功"的论述。南宋陆游诗中写道"苦爱幽窗午梦长，此中与世暂相忘。华山处士如容见，不觅仙方觅睡方"。"华山处士"是指以善睡闻名的陈抟，人称"睡仙"。说明那时就有一些人非常羡慕能睡好觉的人，很想得到睡眠良方。睡商高的人轻而易举就能获得高效的睡觉，睡商低的人则表现在睡眠方面的各种缺失。从古至今人们都在探求睡眠的奥秘，研究如何提高睡眠质量，希望通过探讨睡商及其相关概念，研究提高睡商的方法，为睡眠研究及改善睡眠质量提供参考。

在讨论睡商时，我们先明确几个和睡商关系密切的概念。

1. 睡功

睡功即睡眠的功夫、能力。从这个方面来讲，与睡商概念相近。睡眠能力是本质，睡商是对睡眠能力的评估。另外，睡功还是道家为了更好修炼内丹功所提出的有关睡眠的理论与方法。即采用睡觉姿势和特定意念进行练功，又称睡丹功。"故丹家大德，以睡炼睡，转识成智，渐生定功，睡魔不斩而自斩之，以神足不思睡耳"，道家认为，睡觉是人的生理机能，不能强制违反，睡得好可使精力充沛，总的睡眠时间反而不需要太多。这个理论阐述了睡眠的重要性，同时提示良好的睡眠质量能够让人在最短的睡眠时间里获得觉醒时最好的精神状态。为了获得良好的睡眠质量，道家提出了希夷睡、环阳睡等睡眠姿势，并对于睡功的修炼提出了"心息相依，大定真空"的总诀，传达了调心调息的要领。

2. 睡点与睡钟

睡点为出现睡意到进入睡眠状态的时间节点。睡钟即睡眠生物钟，是个体内在的决定着睡眠开始与结束时间的生物规律。每个个体的睡钟都存在差异，受先天遗传因素的影响，也同样受到后天环境和生活习惯的影响，但均符合生物钟的基本规律。

正常情况下，睡点与睡钟大致相当，相辅相成完成睡眠活动。但由于人的活动不规律，可能出现达到了睡点想睡了，但睡钟还未到或睡钟到了但仍无睡意的情况。如何才能促进睡点与睡钟的协调一致，是提高睡商与睡功的要素。

那么，影响睡商的主要因素可能有哪些呢，我们总结了以下方面。

（1）性格。好强、认真、追求完美就容易多虑、较真、悲观、纠结、偏执。内向性格者，精神压力就大，睡商就相应地较低；豁达大度、马虎、上进心不强、随遇而安、性格外向者，精神压力就小，睡商就相对高些。

（2）体质。体弱多病、体瘦、胆怯、身体不适者，人体内部平衡和稳定性差，睡商就不会高。

（3）对睡眠的关注程度。期望值越高睡眠就越差，不太在意睡眠好坏者睡商反而更高。

（4）睡眠机会。睡眠时间多、条件好、生活规律、富贵的人睡商低；睡眠机会少和条件差，经常睡眠被剥夺的人睡商高。

（5）道德修养。"君子坦荡荡，小人长戚戚"。品德高洁，率直无愧，心定气闲而睡商高，反之则低。

（6）年龄。青春期、更年期、老年期生理心理易变化，睡商较其他时期低。

如何才能提高睡商，促进人们获得更好的睡眠质量呢？可以考虑从以下几个方面着手。

（1）正确认识睡眠意义。通过调查发现，大多数人并不了解睡眠对人的作用。有的人认为睡眠无所谓，作息无常、昼夜颠倒、熬夜贪睡，恣意妄为，消耗掉许多健康资源。有的人又过分关注睡眠，对睡眠时间和质量要求过高，对失眠产生恐惧，将失眠的不良影响扩大化，结果把睡眠习惯"娇惯"坏了，变得越来越脆弱，睡商就变低了。

（2）修身养性。增强稳定性。思路决定出路，心态决定状态。人生的各种精神压力既有来自外在的，但最主要是来自内在的目标定位。目标过高，超出了自我承受能力，就把自己压垮了。及时调整目标值，才能适应内外环境的变化，提高抗干扰能力，人体内在的稳定性就高。

（3）丰富白天活动、增加睡眠任务。白天适当的体力和脑力活动是夜晚完成好"睡眠任务"的前提。过度或不足均降低睡商。

（4）限时睡眠疗法。卧床时间越长，睡眠质量越差，缩短在床上时间，使在床上的时间尽量接近所需睡眠时间。建立"睡眠仪式"，一到床上就引起睡眠反射，不要躺在床上等觉睡，形成恶性循环。

（5）调整人生目标值。目标越多、越高就越难以实现。失眠者绝大多数做事认真，追求完美，所以把自己的目标值（包括工作、名誉、地位、经济、感情、家庭等）定得过高，超过了自身所能达到的水平。下调一点，甩掉一些不甚要紧的包袱，睡商自然就提高了。

综上，睡商不单单是生理性的问题，还涉及心理、社会、环境等诸多因素，通过对睡商的探讨，寻求睡眠问题的综合性解决思路，在评价个体睡眠质量的同时，发现存在睡眠问题的可能原因，并提出相应的解决思路。大道至简，顺其自然才是提高睡商的必由之路。

附二　对失眠者的提醒和建议

　　您失眠，说明您做事认真，总想把所有事情都想到，都做到尽善尽美，这也是优点之一。俗话说"没心没肺倒头就睡"。优秀的成本之一有可能就是睡眠不够"优秀"。人有得就有失，不可能任何事都能做到尽善尽美。但人生必须抓大放小，小事只要相对过得去就行，苛求自己往往适得其反。期望值调低一点就容易实现了。

　　失眠了，没什么了不起，失眠的危害不仅是失眠本身，而是自己对失眠的恐惧、担忧，造成新的恶性循环。1/3~2/3的人都有轻重不同的睡眠障碍，秦始皇、毛泽东等大人物都失眠，照样成就伟业，该干什么就干什么。

　　因工作、生活等重大变故，在一段时间内睡不好是正常人的反应。每个人都必须面对现实，根据具体情况调整生活节奏和心态。就像对待失眠一样，努力去改善，一时改善不了就适应它。

　　究竟睡了多少时间并不重要，重要的是体力和精力的恢复程度，不能单纯以睡眠时间长短来衡量睡眠状况。实际上每个人的睡眠时间、质量是有差别的。有的人每日只需4.5小时足够，睡眠太多也会不适。有报道说英国前首相撒切尔夫人每天就只睡4个小时，但她的精力却充沛得惊人，任职期间常工作至深夜。并且她还很健康长寿，一直活到了87岁。

白天的有效兴奋是保证夜间有效抑制的重要条件。有些人认为晚上未睡好，想白天补，或白天不敢兴奋，无精打采，常犯困打盹（浅睡眠），到了夜里睡觉时间反而睡不着。这就是为什么老年人"昼不精，夜不瞑"和儿童越淘气睡得越深的道理。一定量的体力和脑力活动是有效睡眠的前提。因此，建议每天早起，增加白天运动量，慢跑15～20分钟有利于晚上睡眠。

心静才好入睡，睡眠不好主要是心情未得到放松，外在环境并不重要，重要的是心境。睡前尽量不要做一些增强大脑兴奋度的事情，如看小说、电视剧、刷微信等，这些都不利于良好的睡眠习惯养成。在你入睡前，抛开清醒时的一切烦恼。

养成好的睡眠习惯，每天准时睡眠和起床，睡眠时心情平和，做到"先睡心，后睡眼"。建立良好的睡眠环境，安静、避强光等。改变一些非功能性的睡眠习惯和带有消极暗示的行为，理性对待失眠。建立良好的睡前习惯，如下午和晚上不喝茶和各种兴奋性饮料，不抽烟，不看精彩刺激的影视和文艺作品，上床前半小时停止脑力活动。入睡前可在浴盆中泡20分钟，或者热水泡足30分钟，或者到室外走动以活动肢体，或者上下楼梯几次，以改善机体的血液循环，还可适当饮用热牛奶等促进睡眠。

限定睡眠时间。缩短呆在床上的时间，在床上的时间尽量接近所需睡眠时间，而不是躺在床上等觉睡。建立"睡眠仪式"形成，一到床上就能入睡的条件反射。"睡眠仪式"可依据个人喜好或繁或简，可以是轻轻地舒展身体来松弛肌肉或冲个热水澡，也可以是听听音乐或者翻翻不具恐怖色彩的书。但是不管你选择哪种方式，请记住每晚做同一件事，直至其成为你身体夜间休息的暗示。上床后，如果感到脑子特别清醒毫无睡意，那么就立即起床工作，直到感到有些倦意时，再关灯上床。入睡后，如果中途醒来，不要睁开眼睛，轻轻地翻个身再睡，不要开灯看表。中午做些轻度体力劳动或者打打球。下午如果感到头昏或倦怠时，可用温水洗脸冲头，但不要睡觉。

定时上床和起床，即使周末也不要打破习惯。要尽量形成并保持睡眠规律。要保证到点一定起床，即使是被叫醒的，当时仍感到昏昏欲睡，也要立即起床，即使当晚你只睡了三四个小时也要起来。无论是工作日还是周末，都应该保持相同的就寝和起床时间。许多人周末和工作日有着不同的睡眠模式。周末贪睡会打乱原有的"生物钟"，当时舒服了，却带来了后患。因此，多休息可以，但要有节制，许多人长假期间，前几天放开了睡，后几天不好睡，真正上班了人的状态比不放假还差。

远离电子屏幕。研究发现，电子设备的屏幕会降低体内褪黑素水平，从而导致睡眠障碍。电子屏幕发出的蓝光会干扰用于调节睡眠周期的激素分泌。正常情况下，褪黑素水平会从晚上七八点开始逐渐升高，并在清晨时分逐渐下降。但在夜里盯着手机或平板屏幕会干扰这一过程，使我们更加清醒，影响人的昼夜节律。

改进睡眠时相。有的人说晚上睡不着，早上起不来，这是睡眠时相延迟综合征。可以每次将睡眠时间提前半小时，直到睡眠—觉醒时间符合一般社会习俗，一般需1周左右时间。

放松练习。夜间预期性焦虑是造成失眠的重要原因之一，放松练习可以减少精神和躯体的紧张来治疗失眠，如瑜伽、气功等。上床后，把肢体摆在你认为最舒适的位置上，双眼半闭，轻轻地呼吸，让全身肌肉放松，或者使自己轻轻地打呵欠，此时再想象一个十分寂静的环境，这样，不久就会慢慢地进入梦乡。

心理支持方法。失眠的危害不仅是失眠本身，还包括对失眠的恐惧、担忧，因而消除病人对失眠的焦虑和恐惧至关重要。可给予心理支持疗法，缓解患者悲观、失望、焦虑等，包括耐心倾听病人的倾诉，纠正一些对失眠的错误认识，从而消除恐惧心理，设法转移病人对失眠的关注，鼓励其多参加文娱、体育活动，寻找新的精神寄托，保持愉快心情，指导其改变一些非功能性的睡眠习惯和带有负面暗示行为，促进其理性对待失眠，重建睡眠信心。

只要我们不害怕失眠，积极地治疗失眠，同时在医生的指导下，慎重地选择药物，相信甜美的睡眠一定会重新回到我们身上。